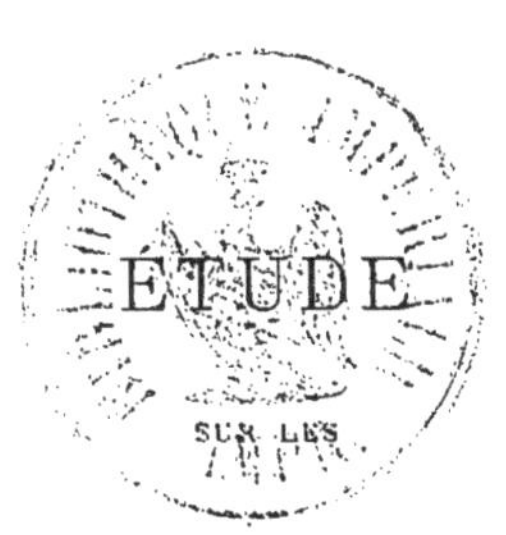

ÉTUDE

SUR LES

DÉFORMATIONS DU BASSIN

CHEZ LES CYPHOTIQUES

AU POINT DE VUE DE L'ACCOUCHEMENT.

ÉTUDE

SUR LES

DÉFORMATIONS DU BASSIN

CHEZ LES CYPHOTIQUES

AU POINT DE VUE DE L'ACCOUCHEMENT

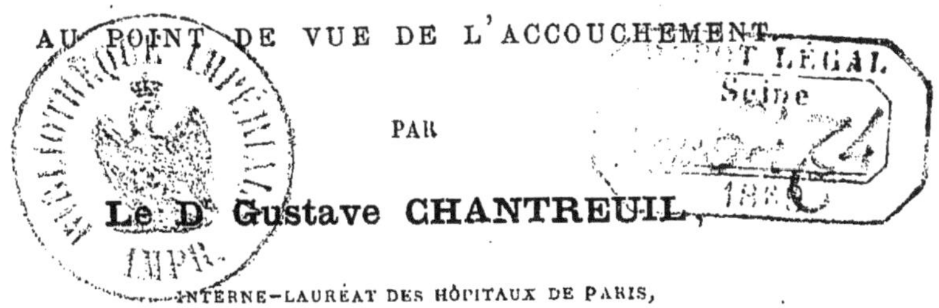

PAR

Le Dr Gustave CHANTREUIL,

INTERNE-LAURÉAT DES HÔPITAUX DE PARIS,

ANCIEN INTERNE DE LA MATERNITÉ,

MEMBRE DE LA SOCIÉTÉ ANATOMIQUE.

PARIS

ADRIEN DELAHAYE, LIBRAIRE-ÉDITEUR

PLACE DE L'ÉCOLE-DE-MÉDECINE

1869

ÉTUDE

SUR LES

DÉFORMATIONS DU BASSIN

CHEZ LES CYPHOTIQUES

AU POINT DE VUE DE L'ACCOUCHEMENT

INTRODUCTION

Pour que le travail de la parturition s'accomplisse d'une manière régulière, il faut que la partie fœtale ait des dimensions qui soient en rapport avec celles du canal pelvien qu'elle doit franchir ; en d'autres termes, il faut qu'elle puisse s'adapter à la configuration de ce canal. Or, il peut arriver qu'il y ait une disproportion complète entre les diamètres du bassin et les diamètres correspondants du fœtus ; dans ce cas, l'accouchement est difficile et quelquefois même impossible.

Je crois qu'ici il est utile de faire une distinction bien marquée : Ou bien les obstacles se trouvent au niveau du détroit supérieur de l'excavation, ou bien c'est à la partie inférieure de celle-ci et surtout au niveau du détroit inférieur qu'il existe un rétrécissement.

Le premier cas est celui qui se présente le plus souvent dans la pratique ; on le rencontre chez les femmes rachitiques, et il consiste ordinairement dans une diminution du diamètre antéro-postérieur du détroit supérieur. Tous les accoucheurs savent, au moyen de la mensuration interne faite avec le doigt, évaluer le diamètre sacro-sous-pubien, et en déduire le diamètre direct; aussi les variations de celui-ci échappent rarement. Nous n'insisterons donc pas sur ce vice de conformation qui est maintenant parfaitement connu.

Nous désirons porter notre attention sur les cas de dystocie liés à un rétrécissement du détroit inférieur, et en particulier à un rétrécissement transversal de cette ouverture.

L'importance de cette forme de rétrécissement n'avait pas échappé à Velpeau (1): «Le rapprochement des tubérosités ischiatiques, dit cet auteur, le trop de rectitude, la forme triangulaire de l'arcade des pubis, coïncidant presque toujours avec l'allongement de la symphyse, donnent naissance à la *barrure*, vice le plus commun et le plus dangereux de ceux du détroit inférieur. »

Du reste, des auteurs plus anciens avaient déjà signalé les conséquences fâcheuses de ce resserrement de l'issue du bassin. Baudelocque (2), par exemple, dit « qu'on est quelquefois obligé d'extraire la tête avec le forceps, dans tous les cas où celle-ci est arrêtée au passage par le défaut de largeur du détroit inférieur, à moins que ce défaut de largeur ne soit excessif : car il exigerait alors l'emploi d'autres moyens, comme celui des crochets lorsque l'enfant est mort, et l'opération césarienne quand il est vivant.»

Nous trouvons dans *l'Abrégé de l'art des accouchements* de Mme Le Boursier du Coudray (3), une observation trop courte, mais qui montre bien l'obstacle invincible que peut opposer au passage de la partie fœtale ce rétrécissement du détroit inférieur : « On en a vu un exemple tout récemment à l'Hôtel-Dieu de Paris, sur une femme âgée

(1) Traité d'accouchement, p. 41.
(2) Tome II. p. 128 et 129.
(3) Paris, 1759; in-12, p. 16.

d'environ trente ans, à qui l'on a été obligé de faire l'opération césarienne. L'entrée du petit bassin était très-spacieuse ; la distance de la partie supérieure de l'os sacrum à la symphyse des os pubis, avait 5 pouces et quelques lignes, c'est-à-dire plus de 13 cent. 5 ; celle d'un os des îles à l'autre à l'entrée du bassin était de 4 pouces 3 lignes ; les tubérosités des os ischions ne laissaient entre elles qu'un intervalle de 2 pouces moins un quart (c'est-à-dire 48 millimètres environ) ; les branches de ces os laissaient entre elles 1 pouce et demi d'intervalle, et les épines de ces mêmes os, n'en laissaient que 2 pouces entre elles. Et si l'on fait attention à la disposition des ligaments qui attachent ces parties, on concevra aisément que cette ouverture inférieure du bassin se trouvait encore rétrécie par ce moyen. »

Frantz (1) rapporte qu'on fut obligé de faire la section des ligaments sacro-iliaques pour faciliter l'accouchement dans un cas d'étroitesse du détroit inférieur.

Cazeaux parle aussi de la fréquence relative de ce rétrécissement ; la déformation, dans ce cas, dit-il, résulte du rapprochement des tubérosités sciatiques et de celui des branches de l'arcade pubienne. Les dimensions transversales de la partie inférieure de l'excavation peuvent être notablement diminuées, par la saillie que forment, dans certains cas, les épines sciatiques, qui sont alors fortement déjetées en dedans.

Une autre espèce de rétrécissement transversal dépend de ce qu'une des moitiés du bassin est en tout moins développée que l'autre, et décrit une courbe moins prononcée. L'articulation du rachis avec le sacrum ne correspond plus, dans ce cas, au milieu du bassin, et la colonne ver-

(1) Journal de chirurgie de Graef, tome XXX.

tébrale est plus rapprochée de la hanche du côté rétréci. Le diamètre transversal du détroit inférieur se trouve diminué aussi, en raison de l'obliquité de la partie rentrante de l'os coxal.

Ce rétrécissement n'est pas ordinairement le fait du rachitisme; dans les bassins rachitiques, les ischions sont situés plus en dehors quedans le bassin normal, d'où résulte un plus grand écartement de leurs deux tubérosités. De plus, les branches ascendantes de ces os, réunies aux branches descendantes du pubis et suivant le même mouvement qu'elles, forment une arcade pubienne plus étendue et moins élevée que celle qui existe à l'état sain; dans ces bassins, en général, le diamètre transverse du détroit inférieur est donc non-seulement plus grand que le diamètre droit du détroit supérieur, mais encore plus grand que le diamètre transverse du détroit inférieur dans un bassin normal.

L'ostéomalacie, au contraire, est une des causes les plus fréquentes du rétrécissement transversal du détroit inférieur; la figure que représente alors ce détroit ainsi déformé est celle d'un ovale allongé d'avant en arrière, et quelquefois même celle d'une simple fente s'étendant du sommet de l'arcade des pubis au sommet du coccyx; différence de forme qui tient au rapprochement plus ou moins grand des deux tubérosités ischiatiques et des autres parties osseuses et ligamenteuses placées en avant et en arrière de ces tubérosités. La symphyse des pubis est projetée fortement en avant, et les branches descendantes sont presque parallèles.

C'est pour un cas de ce genre que nous avons vu M. Tarnier pratiquer l'opération césarienne à l'hôpital des Cliniques dans le service de M. le professeur Depaul qu'il remplaçait pendant le mois d'août de l'année dernière (1868).

Mais il existe des exemples de rétrécissement transversal du bassin dû à d'autres causes moins connues que les précédentes.

En 1841 ou 1842, Robert (1) donna la première description d'un bassin appartenant à une femme âgée de 31 ans, dont le rétrécissement transversal était prononcé et dépendait d'un développement défectueux de l'aileron du sacrum et d'une synostose congéniale des deux articulations sacro-iliaques.

En 1846, Kirchhoffer (2), d'Altona, décrivit un bassin analogue à celui de Robert, et il attribuait le rétrécissement transversal du détroit inférieur à un arrêt de développement.

M. Paul Dubois possédait un bassin de cette sorte qui fut décrit par Robert en 1853 (3).

En 1852 et 1853, Seyfert (4) et Lambl (5) décrivirent encore un bassin avec rétrécissement transversal prononcé surtout à la partie inférieure de l'excavation, ce qui donne à ce bassin une forme en entonnoir, et ils firent sur lui des communications détaillées et très-intéressantes.

(1) Robert, F. Beschreibung eines im höchsten Grade querverengten beckens, bedingt durch mangelhafte Entwickelung der Flügel des Kreuzbein sund Synostosis congenialis der Hüftkreuzbein fugen. Mit 8 Tafeln. Carlsruhe und Freiburg, 1842.

(2) Kirchhoffer, C. Beschreibung eines durch Fehler der ers en Bildung querverengten Beckens. Mit Abbildungen. In N. Zeitschr. für Geburtskunde Bd XIX, 1846, p. 305.

(3) Robert. Ein durch mecanische Verletzung und ihre Folgen querverengtes Becken, im Besitze von Hern Paul Dubois zu Paris, Mit 6. Tafeln. Berlin, 1853.

(4) Seyfert, B. Verhandlungen der physik. med. Gesselschaft in Würzburg, Bd. III, H. 3. Würzburg, 1852 p. 340.

(5) Lambl, W. Prager. Vierteljiaharschr Jahrg. X. Bd. 2; 1853, p. 142.

Hübner (1) rapporte qu'il fut obligé de faire la céphalotripsie pour un rétrécissement transversal du détroit inférieur égal à 3 pouces, c'est-à-dire environ 8 centimètres.

Frickhöfer et Genth de Schwalbach (2) firent également la perforation du crâne et la céphalotripsie pour un rétrécissement biischiatique de trois pouces. Des tentatives d'application de forceps avaient échoué.

Spœth (3) cite un cas dans lequel un rétrécissement transversal d'un demi-pouce nécessita l'application du forceps, et l'extraction très-pénible des épaules. L'enfant vint au monde mort, et la femme succcomba le dix-septième jour de ses couches.

Enfin, Grenser (4) décrivit en 1866 un bassin dans lequel le rétrécissement transversal du détroit inférieur était compliqué d'une nécrose de l'ischion droit. Le diamètre biischiatique n'avait que 58 millim.; le diamètre droit du détroit supérieur n'était pas diminué; du moins, on ne pouvait atteindre l'angle sacro-vertébral. La crâniotonie et la céphalotripsie durent être faites, car le forceps ne put opérer l'extraction de la tête descendue dans l'excavation.

Nous avons vu plusieurs spécimens de ces bassins avec synostose des symphyses sacro-iliaques au musée Dupuytren et dans le musée particulier de M. le professeur Depaul à l'hôpital des Cliniques.

(1) Hübner, C. A. Beschreibung zweier partiell' Kindlicher Becken bei Erwachsenen, bei welchen die Kephalothlasis nöthig wurde. Inaug. Dissert. mit 4 Abbildungen. Marburg, 1856.

(2) Schmidt's Jahrbücher CXXIV, p. 204 und Vürzburger med. Zeitschrift IV, 3, p. 166; 1863.

(3) Bericht über die Ergebnisse der neuerrichteten geburtshilflich-gynäkologischen klinik der k. k. medizinisch-chirurgischen Josephs academie. Wiener Medizinische Wochenschrift; 1856.

(4) Inaug. dissertation. Leipzig, 1866.

Si maintenant nous considérons les rétrécissements transversaux du détroit inférieur, constatés au point de vue anatomique seul et n'ayant pas donné lieu à des remarques obstétricales, nous trouvons encore plusieurs faits intéressants.

Ainsi Lerche (1) décrit en ces termes le bassin d'une jeune fille morte à l'âge de puberté : « Il était symétrique ; les os iliaques se dirigeaient presque en ligne droite d'avant en arrière vers la symphyse sacro-iliaque, qui n'était pas ankylosée. Les lèvres externes des crêtes iliaques étaient éloignées de 7'' 3''' (19 cent. 5 millim.); les tubérosités ischiatiques de 2'' 9''' (7 cent. 4 millim.) »

Un bassin décrit par Graf (2) et provenant d'un anencéphale présentait la déformation dont nous nous occupons à son degré extrême. Le petit bassin avait tout à fait la forme d'un entonnoir ouvert en haut, mais complétement fermé en bas.

Hohl (3) donne la description du bassin d'un fœtus dont les proportions sont tout à fait semblables à celles du bassin décrit par Kirchhoffer.

Cruveilhier (4) donne le dessin d'un bassin de nouveau-né partagé par les deux épines sciatiques qui se touchaient en deux espaces situés l'un derrière l'autre. Le bassin était fermé en bas, comme celui de Graf, par le rapprochement jusqu'au contact des tubérosités ischiatiques.

Enfin, il existe une forme particulière de bassin pré-

(1) Lerche (Carol. Henric.). « De pelvi in transversum angus-« tiore. Dissert. inauguralis. » Halis, 1845.

(2) Graf, (Otto). Ein fall von angebornen querverengten. Becken. Inaug. dissertation, Zurich, 1864.

(3) Hohl, Lehrbuch der geburtshilfe. 2 Auflage. Leipzig, 1862, p. 33.

(4) Anat. path. du corps humain. Liv. II, pl. II, fig. 2 et 3.

sentant aussi un rétrécissement transversal du détroit inférieur, que nous n'avons pas vue décrite dans nos traités d'accouchement les plus modernes et qui cependant nous paraît avoir une certaine importance au point de vue obstétrical; cette forme est intimement liée à une cyphose de la colonne vertébrale située dans la région dorso-lombaire ou dans la région lombo-sacrée, et résulte le plus ordinairement d'un mal de Pott survenu dans l'enfance. Pour démontrer l'existence de ce type spécial, je m'appuieraisur la description de plusieurs bassins présentant tous les mêmes caractères principaux, que j'ai trouvés et étudiés dans le musée Dupuytren et dans celui de l'amphithéâtre des hôpitaux de Paris (Clamart); sur l'observation de M. le Dr Bailly, professeur agrégé de cette Faculté, à la bienveillance de qui je dois d'avoir pu observer cliniquement ce vice de conformation, et enfin sur les recherches qui viennent d'être faites récemment en Allemagne, sur ce sujet, soit au point de vue anatomique, soit au point de vue clinique.

Ce type, que nous appellerons, jusqu'à nouvel ordre, *bassin cyphotique*, présente, au point de vue pratique, plusieurs particularités intéressantes : contrairement à ce qui se passe dans les bassins rachitiques,le diamètre antéro-postérieur du détroit supérieur est plus grand qu'à l'état normal. L'accoucheur habitué à ne mesurer que le diamètre sacro-sous-pubien de ce détroit, conclut que le bassin ne présente pas de vice de conformation et que l'accouchement se fera régulièrement.

Il existe en outre un signe qui est considéré par les accoucheurs comme un critérium de bonne conformation du bassin, c'est celui-ci : si, dans les derniers temps de la grossesse ou pendant le travail, on trouve par le toucher vaginal que la partie fœtale est basse et libre dans l'excavation, on peut en conclure qu'il n'y a pas d'obstacle mécanique dépendant d'un vice de conformation du canal pelvien. Or, le critérium n'est pas applicable au cas particulier que nous traitons et on courrait le risque, en se fondant sur lui, de porter un pronostic trop favorable sur l'issue de l'accouchement.

Enfin, il existe encore dans ce bassin un point sur lequel il est utile d'insister, c'est son rapport avec la cyphose, car, jusqu'à présent, les déviations de la colonne vertébrale indépendantes du rachitisme ont été considérées comme ayant une influence à peu près nulle sur les déformations du bassin.

Délimitation du sujet.— Nous avions eu d'abord l'intention d'étudier d'une manière générale l'influence du rétrécissement transversal du détroit inférieur sur l'accouchement, ou les conséquences des déviations vertébrales sur la forme du canal pelvien, mais plusieurs motifs nous ont décidé à restreindre notre sujet et à étudier seulement les déformations que nous présente le bassin coïncidant avec une cyphose de la partie inférieure du rachis.

Plan. — Nous commencerons par chercher si, dans les auteurs anciens, ou dans la littérature étrangère, il n'existe pas des indications plus ou moins vagues relatives à ce bassin, et s'il n'a pas été décrit sous d'autres noms; nous verrons qu'il faut arriver jusqu'à notre époque pour pouvoir en tracer une esquisse clinique bien incomplète encore à cause de la rareté des observations qui deviendront, nous n'en doutons pas, de plus en plus nombreuses, maintenant que l'attention aura été attirée sur ce point; aussi, nous ne pourrons donner qu'un historique très-court de la question.

Puis nous entrerons immédiatement dans le sujet, et nous ferons deux grandes divisions : partie anatomique, partie clinique. Dans la première partie, nous étudierons, dans trois chapitres différents : 1° les lésions anatomiques ; 2° la pathogénie, la genèse de ce bassin ; 3° nous discuterons la nature du rétrécissement et la dénomination qu'on doit lui donner.

Dans le premier chapitre de la première partie, nous considérerons les lésions anatomiques, séparément, dans la *cyphose simple* et dans la *cyphose compliquée*, c'est-à-dire coïncidant avec le rachitisme, la scoliose, le rétrécissement général du bassin, les affections de la hanche, etc.

Si la cyphose est simple, nous verrons qu'il y a lieu de faire une distinction suivant qu'elle est *dorso-lombaire*, ou *lombo-sacrée*. Les modifications du bassin, quoique présentant beaucoup d'analogie dans les deux cas, ont cependant certaines différences qu'il est bon de faire ressortir.

Nous conserverons la même subdivision dans le chapitre qui a trait à la pathogénie.

Dans la seconde partie de cette thèse, c'est-à-dire dans la partie clinique, nous chercherons à tracer les caractères qui permettront de reconnaître cette forme de bassin pendant la vie, nous en ferons le diagnostic différentiel avec les espèces qui présentent avec lui une certaine ressemblance ; puis nous étudierons la marche du travail de l'accouchement qui éprouve quelques modifications importantes, et enfin nous en déduirons lesconséquences pronostiques et les indications thérapeutiques.

PREMIÈRE PARTIE

CHAPITRE PREMIER.

HISTORIQUE.

Si l'on parcourt la littérature obstétricale française et étrangère, on s'aperçoit que les déformations du bassin liées à la cyphose ont moins occupé les auteurs que les autres vices de conformation. Cependant, il ne faudrait pas croire qu'ils les aient complétement passées sous silence. Ainsi, Herbiniaux (1) et Jörg (2) avaient signalé dans le bassin cyphotique l'agrandissement de la cavité du petit bassin vers le haut, et en particulier l'augmentation du diamètre direct du détroit supérieur, ainsi que le redressement du sacrum et le retrait en haut et en arrière de son extrémité supérieure, quand la gibbosité est située vers les vertèbres lombaires.

Wenzel (3), en 1824, avait seulement parlé comme d'une rareté de l'influence des déviations du rachis sur la forme et la direction du sacrum, et consécutivement sur celles du bassin.

(1) Traité sur divers accouchements laborieux et sur les polypes de la matrice, par M. G. Herbiniaux, chirurgien-accoucheur et lithotomiste. Bruxelles, tome Ier, p. 270; 1782.

(2) Uber die Verkrümmungen des menschlichen Körpers, etc., von Dr Joh. Jörg. Leipzig, 1810, p. 51.

(3) Uber die Krankheiten am Rückgrate (mit 8 Kupfert). Bamberg, 1824, p. 9 et 188.

J. Shaw (1) et Delpech (2) ont donné des planches représentant des bassins cyphotiques, sans accorder une attention suffisante aux changements survenus dans leur forme.

J. T. Meckel, Voigtel, Paletta (3) n'y ont pas insisté davantage dans leurs œuvres d'anatomie pathologique, et n'ont fait que répéter ce qu'avaient dit leurs devanciers sur ce sujet.

Rokitansky (4) est certainement le premier qui, dans ses travaux remarquables, ait décrit le bassin cyphotique comme un type spécial dépendant de la cyphose, et qui ait indiqué les particularités caractéristiques relatives à la forme et à l'inclinaison de ce canal.

Dans la dernière édition de son Anatomie pathologique, Rokitansky décrit le bassin des cyphotiques de la manière suivante :

« Le bassin des cyphotiques est en général très-spacieux et sa hauteur considérable ; au premier coup d'œil, on s'aperçoit que le diamètre droit du détroit supérieur est plus grand que dans l'état normal ; l'inclinaison du bassin est variable avec la position de la gibbosité ; elle augmente, si celle-ci est située dans la région dorsale, même à la partie inférieure de cette région. Cet état du bassin dépend en grande partie de l'étroitesse de la cavité abdominale, de sa forte inclinaison en avant, et surtout de la lordose compensatrice. L'angle de la gibbosité se compose de

(1) On the nature and treatment of the distortions of the spine. Lond., 1823.

(2) Atlas zu der anat. chirurg. Bemerkungen über die Hauptdeformitäten des Menschengeschlechtes. Weimar, 1830. Taf. 27, fig. 2 ; taf. 28, fig. 9 et p. 70.

(3) Exercitationes pathologicæ. Mediolani, 1820. Art. VI. De lordosi, p. 143.

(4) Lehrbuch der path. Anatomie. 2. Bd. Wien, 1856, p. 171.

deux côtés : l'un supérieur et l'autre inférieur; suivant que l'action compensatrice s'exerce sur l'un ou l'autre tronçon de la colonne vertébrale, l'inclinaison du bassin se fait dans un sens ou dans l'autre. Si, par exemple, cet angle est situé dans la région lombaire, son côté inférieur qui se compose du reste de cette région, sera trop petit pour subir une ordose compensatrice sufffsante, et par conséquent pour qu'il survienne une déviation du bassin dépendant de la même cause. La partie supérieure à la gibbosité est le siége d'une lordose compensatrice occupant la région dorsale du rachis. L'inclinaison du bassin est à peu près normale, même diminuée, et le thorax est fortement incliné en avant. Si la bosse est située dans la région dorsale, le bras du levier inférieur qui a une certaine longueur, subira l'action compensatrice ; l'inclinaison du bassin sera plus grande que dans l'état normal. Si la cyphose se produit à la partie supérieure de la région dorsale, elle est compensée au niveau du bras de levier inférieur par une lordose qui a pour conséquence une inclinaison plus forte du bassin.

« C'est tout à fait le contraire qui se passe quand la cyphose a pour siége la partie inférieure de la région lombaire. Ici la colonne vertébrale presque tout entière forme la branche supérieure de la courbure pathologique, et le sacrum la branche inférieure. Aussi celui-ci subira-t-il, ainsi que tout le bassin, une diminution d'inclinaison très-importante qui rapprochera la position de cet os de la verticale. »

Cette description du bassin cyphotique, donnée par Rokitansky, fut reproduite sous les mêmes traits dans les ouvrages d'anatomie pathologique, publiés en Allemagne, jusqu'à une époque très-rapprochée de la nôtre.

En 1861, Litzmann (1), qui publiait un traité sur les différentes formes du bassin et sur les rétrécissements de ce canal osseux chez la femme, ne mentionnait pas le bassin cyphotique, parce qu'il le considérait sous un seul point de vue, l'agrandissement du détroit supérieur, et qu'il n'y voyait aucun intérêt obstétrical. Mais en 1864, il y attacha plus d'importance, lorsqu'il eut vu dans le musée anatomique de Vienne un bassin cyphotique avec rétrécissement assez prononcé du diamètre transversal du détroit inférieur; son attention avait été attirée sur ce point par un travail de Neugebauer; la cyphose, dans le cas qu'il examina, était le résultat d'une carie des vertèbres lombaires, les épines ischiatiques étaient distantes de 1" 10"' (49mm), les tubérosités ischiatiques de 2" 2"' (58mm).

Lambl (2) a parlé incidemment du bassin cyphotique dans son travail sur le spondylolisthésis, à propos du diagnostic différentiel. Birnbaum (3) a présenté quelques considérations sur la cyphose lombo-sacrée au point de vue obstétrical, sans s'occuper de la question anatomique; mais c'est Neugebauer qui paraît avoir signalé le premier l'existence d'un rétrécissement transversal plus ou moins prononcé au niveau du détroit inférieur dans le bassin des cyphotiques. Neugebauer a donc le mérite d'avoir envisagé ce bassin sous un nouveau point de vue.

Voici les caractères qu'il lui a reconnus, tels qu'ils ont été exposés à l'assemblée des naturalistes de Stettin, en 1863, et consignés dans le rapport de Haake (4):

« Il existe une forme particulière de bassins dans la-

(1) Die Formen des Beckens, insbes des engen Weibl. Beckens. Berlin, 1861 et 1864.

(2) Scanzoni's Beiträge; III Bd. Würzburg, 1857, p. 68, 69.

(3) Monatsschrift für Geburtskunde. XVI et XVII Bd.

(4) Monatsschrift für Geburstkunde. Oct. 1863.

quelle le rétrécissement transversal se présente comme une conséquence de la cyphose lombaire ou lombo-sacrée de la colonne vertébrale, ayant sa source dans un mal de Pott. Le sacrum est atrophié, et le rétrécissement transversal du bassin est la conséquence de cette atrophie. Rokitansky a donné à cette forme le nom de *bassin cyphotique*, sans prendre assez en considération le rétrécissement transversal. »

Neugebauer s'appuie sur trois pièces anatomiques représentant exactement ce vice de conformation, et qu'il a rencontrés :

1 à Heidelberg,

1 à Vienne,

1 à Milan.

Dans les trois pièces, le rétrécissement est assez important, et la symétrie existe dans chaque lésion.

Il cite également trois autres exemples, dont deux appartiennent à Lambl et un à Birnbaum.

En 1865, parut un excellent travail purement anatomique, il est vrai, sur cette question. Breisky (1), se fondant sur 7 cas de déformation du bassin consécutive à la cyphose dorso-lombaire, qu'il observa dans le musée d'anatomie pathologique de Prague, décrivit les caractères anatomiques de ces bassins, et chercha à montrer que leurs déformations étaient la conséquence de la déviation vertébrale. Il n'admet pas, comme Neugebauer, que le rétrécissement transversal soit le résultat de l'atrophie du sacrum ; c'est surtout au poids du corps, aux conditions d'équilibre de la colonne vertébrale, que Breisky attribue les changements qui surviennent dans l'inclinaison et la forme du bassin.

(1) Medizinische Jahrbücher zeitschrift. I Heft. Wien, 1865.

En 1865, le Dr Moor, de Zürich, assistant de M. le professeur Breslau, publiait une observation clinique de rétrécissement transversal du bassin lié à une cyphose lombo-sacrée, et en faisait le sujet d'un mémoire intéressant (1).

Ce qui ajoute beaucoup à l'importance de ce mémoire, c'est que, grâce à l'autopsie, les lésions anatomiques purent être étudiées, et qu'un contrôle put être ainsi apporté à l'histoire obstétricale de la femme observée pendant la vie.

La même année, paraissait dans le journal de médecine de Wüzburg (2) une observation du Dr Jenny, de Lucerne, dans laquelle l'opération césarienne dut être faite pour une anomalie du bassin qui a rapport à notre sujet. En effet, la femme était affectée de cyphose; le bassin décrit est généralement étroit, mais il paraît l'être particulièrement au niveau du diamètre transverse du détroit inférieur.

En 1868, Schmeidler (3) publiait une observation également clinique, mais sans autopsie, d'un cas de dystocie tenant à un vice de conformation du bassin par cyphose lombo-sacrée.

Il y a un an environ, nous avons vu nous-même, dans le musée de Leipzig, un exemple de bassin cyphotique qui présentait quelques caractères particuliers. Mais nous ne pouvons en parler ici, parce qu'il va être décrit en détail très-prochainement par le Dr Schatz, assistant du professeur Crédé.

Enfin, au moment où notre thèse était à peu près terminée, nous eûmes connaissance d'une nouvelle brochure ayant

(1) Das in Zürich befindliche kyphotisch-querverengte Becken, von Dr Johannes Moor. Zürich, 1865.

(2) Wüzburger medizinische zeitschrift. 1865. 6 Band, p. 335.

(3) Geburt bei einens durch Lumbosacral Kyphose quervergenten Becken. Mit Bemerkungen von Dr Schmeidler zu Breslau. 1868.

pour titre : *Ein kyphotisch querverengtes Becken,* qui contient la description d'un bassin semblable à celui que nous étudions, par le Dr Hugenberger, professeur d'accouchement à Saint-Pétersbourg, dans l'établissement de la grande princesse Pawlowna (1).

Si nous considérons les traités d'accouchement modernes, P. Dubois, Jacquemier, Chailly, Cazeaux, Joulin, et même les articles si remarquables qui viennent d'être publiés dans les nouveaux dictionnaires par M. le professeur Depaul, et par M. le Dr Bailly, nous ne trouvons pas ce vice de conformation décrit.

Cependant, si l'on réfléchit à une note qui a été ajoutée par M. Tarnier à l'article de Cazeaux, ayant pour titre : *Vices de conformation du bassin dus à la déformation préalable d'une autre partie du squelette*, on y trouve quelques indices ayant rapport à la déformation que nous étudions. Voici, du reste, cette note :

« Suivant Campbell (2), la difformité du pelvis peut encore être causée par des contusions violentes reçues pendant l'enfance sur la région dorsale. J'en ai rencontré, dit-il, plusieurs exemples. Il y a quelques années, j'ai vu une malade qui, à l'âge de 3 ans, reçut un *coup violent* sur la *région lombaire ;* il existait chez elle une déformation telle du pelvis que je crus convenable de provoquer l'accouchement à la fin du septième mois. La tête, malgré des douleurs très-énergiques, séjourna sept heures dans l'*excavation*. L'enfant fut pourtant expulsé. Il vécut huit jours ; il succomba à des convulsions. A l'autopsie, on constata plu-

(1) L'existence de cette brochure nous fut révélée par M. L. Lefort, professeur agrégé de la Faculté. Nous le prions d'agréer ici nos remerciements.

(2) Introduction of the study of midwifery, p. 248.

sieurs fractures des os du crâne, et plusieurs ecchymoses sous-cutanées qui étaient évidemment le résultat des pressions qu'avait subies le fœtus pendant le travail. »

Nous trouvons, comme M. Tarnier, que cette observation est trop incomplète.

Le bassin était-il réellement rétréci? La femme n'était-elle pas rachitique? etc., ajoute cet auteur. Toutes ces objections ont évidemment une grande valeur, et il serait difficile de conclure quelque chose de positif d'une observation aussi peu détaillée ; mais n'est-il pas possible de se demander (sans être déraisonnable) si l'accoucheur anglais n'avait pas eu affaire à un rétrécissement du détroit inférieur par cyphose lombaire.

En effet, il y a dans cette trop courte note des détails très-importants qui méritent d'être analysés : coup violent reçu dans la *région lombaire* à *l'âge de* 3 *ans*. Ne peut-il pas survenir, dans ces conditions, un mal de Pott amenant une cyphose datant de l'enfance? On dut provoquer l'accouchement à la fin du septième mois à cause de la déformation du pelvis. L'auteur ne dit pas quelle était cette déformation. Mais n'est-il pas évident que l'obstacle devait être situé au détroit inférieur, puisque la tête avait pu descendre dans l'excavation, et que c'est là qu'elle séjourna pendant sept heures, malgré des douleurs énergiques. En outre, on ne peut pas croire qu'il s'agissait seulement d'une résistance exagérée du périnée, car celle-ci n'aurait pas produit plusieurs fractures des os du crâne. Quelques pages plus loin (p. 655), M. Tarnier fait encore allusion à la déformation du bassin, consécutive à la cyphose, mais il ne paraît pas la regarder comme une cause de dystocie. « Il est très-important, dit cet auteur, de ne pas confondre la déformation rachitique avec la déformation de la colonne vertébrale par scoliose, cyphose ou lordose. Dans le premier cas, en effet, l'accouchement est souvent difficile ou impossible ; dans le second, il est au contraire presque toujours facile. »

Si nous joignons aux travaux que nous venons d'énumérer les observations anatomiques relatives aux bassins cyphotiques que nous avons trouvées dans les musées de Paris, et l'observation clinique de M. le Dr Bailly, nous avons le bilan à peu près complet, je crois, des matériaux que l'on peut réunir, dans l'état actuel de la science, pour tracer l'histoire de ce nouveau vice de conformation.

CHAPITRE DEUXIÈME.

ANATOMIE.

Cyphose dorso-lombaire.

Déformation générale du bassin. — Dans le cas de cyphose dorso-lombaire, la forme générale du bassin est modifiée suffisamment pour que l'on constate tout d'abord un éloignement des parties supérieures et un rapprochement des parties inférieures ; en d'autres termes, les os iliaques paraissent tourner autour d'un axe passant à peu près par le centre des cavités cotyloïdes et dirigé d'arrière en avant. Ce mouvement aurait pour effet nécessaire d'augmenter les dimensions transversales du grand bassin et du détroit supérieur, en diminuant celles du détroit inférieur.

Ce fait est encore plus caractérisé dans la cyphose

lombo-sacrée, et le rétrécissement du détroit inférieur est une des particularités les plus frappantes de ce bassin.

Les altérations de forme du bassin que nous étudions seront d'autant plus prononcées que le sommet de la gibbosité vertébrale sera situé plus inférieurement.

Ces déformations pelviennes ne sont et ne peuvent être le résultat des courbures de la colonne vertébrale, que si celles-ci ont apparu dans l'enfance, avant que les os ne fussent arrivés à leur complet développement.

Dans les observations où nous avons pu recueillir les antécédents, nous trouvons toujours ce fait mentionné, cette condition remplie. — Une autre circonstance non moins importante, c'est que la cyphose soit simple, c'est-à-dire non compliquée de scoliose ou d'autres affections telles que le rachitisme. — Aussi le mal de Pott, carie, tubercules, etc., des vertèbres, survenant dans l'enfance, et amenant une cyphose est l'affection qui détermine le plus souvent les déformations qui nous occupent.

La cyphose rachitique a également une influence non douteuse et agissant dans le même sens que la cyphose par mal de Pott ; mais elle est moins prononcée pour plusieurs raisons : d'abord nous voyons par le tableau du squelette n° 563 de l'amphithâtre des hôpitaux (1), que les déformations du bassin se produisant par le fait du rachitisme seul sont tout à fait inverses de celles qui sont le résultat de la cyphose. Du reste, on peut s'en convaincre

(1) Rachitisme très-prononcé sans déviation de la colonne vertébrale. Les fémurs forment des courbes très-prononcées à concavité interne, de manière que leur ensemble figure une parenthèse. Les tibias, au contraire, forment des courbes à convexité interne : leur ensemble constitue un X. Le bassin est considérablement déformé, mais le sacrum est horizontal, au lieu d'être vertical ; le promontoire est très-rapproché du pubis ; les branches

en lisant cette note de M. Tarnier (Cazeaux, p. 561, *loc cit*).

« Le diamètre antéro-postérieur du détroit supérieur est toujours diminué d'étendue ; les diamètres du détroit inférieur sont pour la plupart normaux, et dans un certain nombre de cas, le diamètre transversal est plus grand ; l'angle formé par l'arcade seulement est élargi. »

Cela explique comment il se fait que les altérations propres à la cyphose n'aient pas été vues par les observateurs exclusivement frappés par les déformations rachitiques. Cette combinaison, cette fusion des deux espèces de bassins contribuerait donc, chose curieuse, à produire un bassin moins déformé que s'il avait été soumis à une seule cause ayant influencé son développement ; mais on voit tout de suite qu'il est nécessaire, pour que l'effet dû à la cyphose se produise que celle-ci se soit manifestée dans l'enfance, avant que le vice rachitique n'ait imprimé au bassin son cachet spécial.

Si l'on cherche comment le vice de conformation dont nous nous occupons, a pu être méconnu on en trouve les raisons dans les circonstances suivantes :

1° D'abord les faits qui font l'objet de notre étude sont relativement rares ;

2° Les changements de dimensions portent surtout sur le détroit inférieur, et, il faut bien en convenir, l'attention a été surtout dirigée jusqu'à présent sur le détroit supérieur ;

du pubis sont très-écartées, ainsi que les tubérosités ischiatiques.

Le diamètre antéro-postérieur du détroit supérieur mesure	7	centimèt.
Distance maxima des branches du pubis .	12	—
Diamètre bi-ischiatique	14	—

3° Et cette troisième circonstance me paraît la plus importante, les auteurs paraissent surtout avoir eu en vue deux espèces de déviations vertébrales: l'une rachitique, l'autre essentielle. La première était naturellement compliquée de déformation du bassin ; mais celle-ci était le résultat du vice général qui avait lui-même produit la courbure du rachis. Par conséquent point de rapport immédiat entre la cyphose et la déformation pelvienne.

La seconde déviation vertébrale, la déviation essentielle survenant souvent à une époque déjà assez avancée de la jeunesse, n'avait pas ou du moins ne paraissait pas avoir d'influence sur la forme du bassin ; survenant dans un âge où le développement du système osseux était déjà très-avancé, elle ne faisait pas subir à la ceinture pelvienne de modifications sensibles et la femme accouchait souvent spontanément, par les seuls efforts de la nature.

Voilà pourquoi, dans tous les traités d'accouchement, on avait et on a encore l'habitude de figurer des squelettes de bossues ayant un bassin normal, et chez lesquelles le travail de l'accouchement a suivi toutes ses phases régulières.

Mais il y a bossues et bossues ; c'est ici que la cause de la gibbosité a une grande importance :

Le mal de Pott se produisant dans l'enfance, peut amener une cyphose ayant pour résultat de changer les conditions d'équilibre du bassin et par suite sa forme habituelle, comme nous le démontrerons quand nous parlerons de la genèse de cette déformation spéciale, propre aux cyphotiques.

La cyphose produira donc des effets différents suivant qu'elle exercera son action sur un bassin complétement indemne de toute déformation ou sur un bassin préalablement vicié par une cause quelconque.

Dans le premier cas, le caractère du bassin cyphotique se révélera dans toute sa pureté ; les changements porteront sur toutes les dimensions et dans toutes les directions ; dans le second cas au contraire, certaines altérations de forme seulement auront lieu par le fait de la cyphose et donneront au bassin une physionomie spéciale, tout à fait anormale, comme cela a lieu dans les bassins rachitiques où la cyphose l'emporte sur la scoliose.

Nous nous proposons d'étudier d'abord les vices de conformation du bassin dépendant d'une cyphose causée exclusivement par un mal de Pott survenu dans l'enfance, et en particulier d'une cyphose dorso-lombaire et lombo-sacrée. Ces cas sont les plus propres à démontrer l'influence de la courbure à concavité antérieure de la colonne vertébrale sur la forme de la ceinture pelvienne, parce qu'il n'y a pas coïncidence avec une maladie des os du bassin et que le changement de celui-ci doit d'une manière non douteuse être rattaché à la cyphose.

Nous étudierons ensuite les modifications que subit le type sous l'influence des diverses complications que nous passons en revue.

Colonne vertébrale. — La colonne vertébrale est le siége d'une gibbosité à convexité postétérieure. Cette gibbosité a une forme variable ; mais, généralement, elle est plutôt pointue qu'arrondie, elle forme un angle se rapprochant beaucoup de l'angle droit dans la plupart des observations.

Ainsi sur la pièce n° 658 du musée de l'amphithéâtre des hôpitaux, la colonne lombaire forme avec le sacrum un angle légèrement obtus et qu'on peut évaluer aproximativement à 110°.

Sur la pièce n° 553 du même musée (cyphose dorso-lombaire par mal de Pott avec ankylose horizontale de l'articulation coxo-fémorale), l'angle formé par la partie supérieure de la région lombaire et le tronçon de la colonne vertébrale qui persiste, est égal à un angle droit et paraît même un peu plus petit. La colonne dorsale est presque horizontale jusqu'à la première vertèbre cervicale ; elle se redresse alors et redevient presque verticale.

Dans l'observation de M. Bailly, « la colonne vertébrale forme à peu près un angle droit dont le sommet est représenté par l'apophyse épineuse de la quatrième ou de la troisième vertèbre lombaire ; dans la station, le tronçon inférieur de la colonne lombaire est à peu près vertical ; le tronçon supérieur, perpendiculaire au précédent est par conséquent horizontalement dirigé, et les parties supérieures du tronc affecteraient la même direction si une forte courbure de compensation à concavité postérieure ne redressait peu à peu le thorax et la tête, etc. »

DES OS EN PARTICULIER.

Lésions anatomiques du Sacrum. — Les modifications les plus importantes survenues dans le bassin, consécutivement à la cyphose dorso-lombaire, concernent le sacrum, car les déformations des os coxaux et de la ceinture pelvienne d'une manière générale, paraissent intimement liées à celles du sacrum. La partie supérieure de cet os est portée en haut et en arrière entre les os iliaques d'une façon très-prononcée et sensible immédiatement à la vue.

La face antérieure du sacrum forme avec les corps des dernières vertèbres lombaires une surface légèrement convexe ; les vertèbres sacrées supérieures participent seules à cette lordose ; les vertèbres sacrées inférieures forment au contraire avec le coccyx une concavité qui fait proéminer cet os en avant.

L'excavation longitudinale du sacrum a donc presque complétement disparu; sa surface antérieure paraît faiblement courbée en S italique de haut en bas. Si l'on prend la mesure de cet os au niveau de la face antérieure du sommet à la pointe, on trouve une augmentation de longueur (1).

La face postérieure du sacrum participe aux changements qu'on rencontre sur la face antérieure ; elle est donc d'une manière générale presque plate dans le sens longitudinal.

Sa hauteur est augmentée, mais moins que celle de la face antérieure, car la colonne lombaire vient s'insérer sur la face postérieure du sacrum, plus bas qu'à l'état normal et d'autant plus bas que la gibbosité vertébrale est plus inférieure; le sommet de l'angle obtus ouvert en arrière correspondant à une légère lordose formée par l'union des apophyses épineuses des vertèbres lombaires et sacrées, suit la même loi. Dans quelques cas même

(1) Si nous prenons la corde, nous obtenons :

Bassin normal		. . . .	$h = 9$ c. 5 mm.
Bassin cy. d. lomb.-Clamart	nº 589	. . . .	$h_1 = 10$ c.
Bassins de Breisky. . . .	nº 14	. . . .	$h_2 = 13$ c.
	nº 16	. . . .	$h_3 = 13$ c. 4 mm.
	nº 15	. . . .	$h_4 = 14$ c. 2 mm.
Bassins du M. Dupuytren.	nº 356	. . . .	$h_5 = 9$ c. 5 mm.
	nº 334 A.	. . .	$h_6 = 11$ c. 5 mm.

cette hauteur a été trouvée un peu plus petite que dans l'état normal (1).

Mais le sacrum est concave transversalement, surtout au niveau des vertèbres supérieures et les ailerons de cet os proéminent fortement en avant. Cette concavité transversale paraît d'autant plus marquée que la corde correspondante, c'est-à-dire la largeur du sacrum à ce niveau est plus petite.

Le corps de la vertèbre supérieure s'élève notablement au-dessus du niveau de ses ailes ; c'est ce qu'on peut constater facilement en joignant par une ligne les extrémités supérieures des surfaces auriculaires du sacrum. Cette ligne passe bien plus bas que dans un bassin normal ; elle coupe la face antérieure du sacrum presque au niveau de la face supérieure de la deuxième vertèbre sacrée.

La distance du milieu du promontoire à cette ligne transversale qui, dans un bassin normal, est de 13,5 p. 100, est de 39 p. 100, 46 p. 100, 48 p. 100 dans les bassins cyphotiques (Breisky).

La distance du promontoire aux deux extrémités de cette ligne mesure dans un bassin normal 52 à 53 p. 100 ; dans un bassin cyphotique, cette distance monte à 68 p. 100.

Des os coxaux. — Les os coxaux paraissent avoir tourné autour d'un axe dirigé d'avant en arrière et passant par les cavités cotyloïdes, de sorte que les fosses iliaques sont éloignées l'une de l'autre et les tubérosités ischiatiques, au

(1) Bassin normal . . . . $h' = 8$ c. 6 mm.
Clamart . . . . n° 589 . $h'_1 = 7$ c.
Breisky . . . . { n° 14 . . $h'_2 = 9$ c. 9 mm. / n° . . $h'_3 = 9$ c. 6 mm. }
Musée Dupuytren . . . . . n° 534 A. $h'_4 = 9$ c. 5 mm.

contraire, rapprochées; l'arc du pubis est plus étroit, plus aigu qu'à l'état normal, et au niveau de la symphyse pubienne, les surfaces articulaires sont plus rapprochées en bas qu'en haut.

Des os iliaques. — Les os iliaques sont plus étendus d'avant en arrière; la courbure de leur ligne innominée est plus douce, d'un plus grand rayon que dans un bassin normal. Les cavités cotyloïdes sont placées proportionnellement plus latéralement et ont une inclinaison en bas plus forte qu'ordinairement.

Les fosses iliaques sont plates; les épines iliaques antéro-inférieures sont ordinairement très-développées. La forme en S des crêtes iliaques a beaucoup diminué et même a presque disparu par suite de l'effacement de leur angle de courbure.

Les épines iliaques postérieures et supérieures sont rapprochées l'une de l'autre et occupent une position élevée par rapport à la partie supérieure de la face postérieure du sacrum.

Les épines iliaques postéro-inférieures sont plus éloignées l'une de l'autre que les supérieures, et les échancrures existant entre celles-ci et les premières sont plus inclinées en dedans que dans l'état normal. L'excavation qui part du sommet de la courbure en S des crêtes iliaques pour se diriger vers la partie postérieure, est aussi plate dans les bassins cyphotiques qu'elle est prononcée dans les bassins rachitiques.

La grande échancrure sciatique est étendue dans la même proportion que l'os iliaque; elle est spacieuse, arrondie, quelquefois ovale à grand axe horizontal.

Les épines sciatiques sont situées plus en arrière et en-dedans et sont bien pointues, mais non allongées d'une manière exagérée, comme cela arrive souvent dans les bassins rachitiques.

Arc du pubis. — Les branches qui constituent l'arc du pubis forment un angle aigu, puis elles prennent, tout en s'écartant moins que d'habitude, une direction fortement inclinée en arrière ; les tubérosités ischiatiques sont rapprochées l'une de l'autre, mais elles sont plus arrondies qu'habituellement, leurs faces sont moins développées ; et elles sont inclinées sur la branche ascendante de l'ischion en arrière et en haut, un peu en dehors. Les bords internes des branches descendantes du pubis sont légèrement tournés en avant ; à l'endroit où la branche descendante du pubis et la branche ascendante de l'ischion sont réunies, elles forment un angle obtus ouvert en arrière, dont le sommet est renforcé par une légère proéminence de la crête renversée un peu plus en dehors à ce niveau que dans le reste de son parcours.

Pour donner un aperçu d'ensemble des caractères du bassin que nous venons d'étudier, il nous a paru utile de réunir dans un tableau les mesures principales en 0/0 que Breisky a prises sur quatre bassins du musée d'anatomie patologique de Prague :

Mesures 0/0	Bassin normal de femme. No 41.	Bassin avec cyphose dorso-lombaire. Femme. No 14.	Bassin avec cyphose dorso-lombaire. Femme. No 15.	Bassin rachitique Femme. No 4.
Distance de l'apophyse épineuse de la vertèbre sacrée supérieure au bord supérieur de la symphyse pubienne	151	188	185	128
Distance de la pointe du sacrum (partie postérieure) au bord inférieur de la symphyse pubienne (partie antérieure)	115	126	144	110
Hauteur antérieure du sacrum (du promontoire à la pointe de cet os)	96	138	146	82
Hauteur postérieure du sacrum	86	99	96	80
Hauteur de la symphyse pubienne	36	41	36	35
Diamètre antéro-postérieur du détroit supérieur.	100,5	147	182	50
Diamètre sacro-sous-pubien du détroit supérieur..	116	168	198	64
Diamètre antéro-postérieur du détroit inférieur..	104	116	138	102
Diamèt. transverse maximum du détroit supérieur.	119,5	137	149	117
Diamèt. transverse maximum de l'excavation	102	121	129	108
Diamèt. transverse maximum du détroit inférieur..	105,5	96	104	115
Diamètre oblique droit du détroit supérieur	117	130	149	107
Diamètre oblique gauche du détroit supérieur	117	129,5	146	110
Distance des épines iliaques antéro-supérieures...	208	264	288	233
Distance des crêtes iliaques	248	293	294	231,5

Ce tableau n'a pas besoin de commentaires ; toutes les mesures étant rapportées à une même unité, il suffit de jeter les yeux sur les chiffres qui le composent, pour avoir une idée exacte des rapports qui existent entre les dimensions du bassin déformé par suite de cyphose dorso-lombaire et celles du bassin normal et du bassin rachitique. Ces nombres expriment en outre les relations qui existent entre les mesures d'un même bassin. Les résultats qui ressortent de ce tableau me paraissent confirmer ce que nous avons dit dans le texte précédent et compléter ce que nous avons omis d'y signaler.

CYPHOSE LOMBO-SACRÉE.

Lésions anatomiques du sacrum. — Le sacrum présente, soit dans son ensemble, soit dans ses détails, des différences très-grandes avec l'état normal ; si nous l'envisageons d'une manière générale, nous remarquons tout d'abord son petit volume, ses dimensions s'éloignant sensiblement de celles d'un sacrum appartenant à un bassin bien conformé. Neugebauer avait été tellement frappé de cette espèce d'atrophie du sacrum, qu'il l'avait considérée comme la cause même de la déformation du bassin.

Sa largeur prise, soit au niveau du détroit supérieur, soit à la hauteur des premiers trous sacrés, n'atteint pas la mesure d'un bassin ordinaire. Les bords antérieurs des surfaces auriculaires proéminent de chaque côté en avant des surfaces correspondantes des os iliaques adjacents ; il paraît y avoir de la part de ceux-ci une pression latérale, qui augmenterait la concavité transversale du sacrum.

Sur un bassin normal, la longueur de l'arc transversal

du sacrum au niveau des premiers trous sacrés est égale à. . . . . 12 c. 8 m.

La corde de l'arc, à. . . . . 11 c. 7 m.

La flèche . . . . 1 c. 8 m.

Or, dans le bassin de Zürich (1), la longueur de l'arc était égale à. . . . . 10 c. 1 m.

La corde. . . . . 8 c.

La flèche . . . . 2 c.

La concavité du sacrum a diminué dans le sens longitudinal. Tandis que Schwegel indique comme égal à 105° ou à 115°, l'angle que forment sur le milieu de la troisième vertèbre sacrée, les plans situés au-dessus et au-dessous de ce point et constituant la face antérieure du sacrum, nous trouvons, dans le cas de Moor, cet angle égal à 147°.

A ces mesures évaluées en degrés correspondent les mesures prises en centimètres qui donnent la plus courte distance du sommet de l'angle à la corde de l'arc correspondant.

Tandis que, dans un bassin ordinaire, Schwegel évalue à 2 c. 2 mil. cette distance, elle serait dans le bassin de Zürich de 1 c. 1 m., par conséquent la moitié. La hauteur antérieure du sacrum paraît ici diminuée plutôt qu'augmentée, à l'inverse de ce qui se passe dans le cyphose dorso-lombaire; en effet, cette hauteur au lieu d'être égale à 9 c. 5 mm. comme dans l'état normal est réduite à 9 c. (bassin de Clamart) et à 8 c. 1 mm. (bassin de Zürich.)

La surface antérieure du sacrum montre de chaque côté cinq trous sacrés; la paire la plus supérieure doit être regardée comme fausse, en raison de son usage et de ses

(1) Nous désignerons ce bassin, dans le cours de notre travail, tantôt sous le nom de *bassin de Moor*, tantôt sous celui de *bassin de Zürich*.

différences avec les autres. Les vrais trous sacrés ne diffèrent pas de ceux qu'on rencontre dans un bassin normal, seulement, ils sont plus petits et les distances qui les séparent sont très-inégales, de sorte qu'ils paraissent disposés irrégulièrement.

Les parties latérales du sacrum sont plus minces et moins larges qu'habituellement; aussi, les gouttières sacrées atteignent partout les bords du sacrum; c'est la diminution de largeur de ses parties latérales, ajoutée à la compression latérale produite par les os iliaques, qui contribue à donner au sacrum cette forme en coin, si prononcée dans le cas de cyphose, à mesure qu'on s'approche du coccyx; tandis qu'ordinairement le sacrum atteint sa largeur maximum au niveau du détroit supérieur, dans notre cas, au contraire, c'est au niveau de la première paire des faux trous sacrés qu'existe la plus grande largeur. Schwegel insistait beaucoup sur cette particularité que les dimensions transversales supérieures du sacrum sont *proportionnellement* plus grandes que les inférieures, parce que, d'après cet auteur, la forme en entonnoir du bassin en résulte nécessairement.

Examinons maintenant la courbure de la face postérieure du sacrum et son union avec la partie postérieure de la colonne vertébrale. Si l'on considère le bassin de profil, et qu'on unisse par la pensée les sommets des apophyses épineuses, des vertèbres, on obtient approximativement deux lignes droites qui se coupent sous un angle de 140° environ, au niveau de l'apophyse épineuse de la cinquième vertèbre lombaire. Il y a donc là une légère convexité correspondant exactement à la concavité antérieure. On ne trouve plus, au niveau de la face postérieure du sacrum, cette belle voûte à convexité postérieure, si gracieuse chez les femmes bien faites, et qui correspond à la concavité de la face antérieure. Celle-ci étant aplatie, l'autre face subit la même altération dans sa forme, et se dirige en outre en bas et en avant, bien plus que dans l'état normal.

Cette anomalie de courbure et de position, qui fait que la partie postérieure du sacrum est plus en arrière, et la partie inférieure plus en avant, s'exprime particulièrement par les rapports réciproques de l'apophyse épineuse supérieure du sacrum avec les deux épines postérieures des os iliaques. Si, en effet, nous unissons ces dernières par une ligne droite, cette ligne passe à quelques millimètres au-dessus de l'apophyse épineuse dans le bassin de Zürich. Dans le bassin n° 658 du musée de l'amphithéâtre de hôpitaux, nous avons vu que cette ligne rasait l'apophyse épineuse de la première vertèbre sacrée. Au contraire, dans un bassin normal, elle passe à 1 centimètre et demi ou 2 centimètres au-dessous de cette apophyse.

L'extrême délicatesse de la face postérieure du bassin paraît être en rapport avec le rapprochement très-prononcé des tubérosites iliaques postérieures. Celles-ci, au lieu d'être distantes de 81 millim. comme à l'état normal l'étaient, dans le cas de Moor, de 61 millim.; par conséquent, elles s'étaient rapprochées de 2 centimètres.

Dans le bassin avec cyphose lombo-sacrée, n° 658 du musée de l'amphithéâtre des hôpitaux, cette distance est égale à 51 millimètres.

Os iliaques. — Les *os iliaques* sont plus plats qu'ils ne le sont dans un bassin de femme bien conformé. Si l'on joint les extrémités du diamètre transverse du grand bassin à celles du diamètre correspondant du détroit supérieur, puis qu'on évalue l'inclinaison sur l'horizon, des lignes ainsi obtenues, on trouve, dans le cas de Moor, pour celle de gauche, un angle de 43°, et pour celle de droite, un angle de 37°. Or, dans un bassin bien conformé et symétrique, cet angle est égal de chaque côté à 47°.

L'angle des fosses illiaques sur l'horizon est par conséquent dans le bassin cyphotique plus aigu que dans le bassin normal; dans le bassin de Moor, il est plus aigu à droite qu'à gauche, ce qui trouble la symétrie des points extrêmes du bassin par suite de la plus forte inclinaison de l'os coxal droit.

La partie postérieure de la crête iliaque, à partir de l'articulation sacro-iliaque, ne se dirige pas en haut directement, mais elle décrit une courbe plus douce; son inclinaison est pour ainsi dire progressive. Elle est loin de proéminer au-dessus de la base du sacrum autant que dans l'état normal.

Quant à l'excavation que présente la face externe de l'os iliaque, à la partie postérieure, elle disparaît presque complétement, de telle sorte qu'on a aussi à ce niveau une surface à peu près plane.

Les os iliaques sont dans leur ensemble un peu plus petits et plus minces qu'à l'état normal. L'os de chaque côté est transparent au centre de la fosse iliaque. La distance de l'épine postérieure et supérieure à l'épine antérieure et supérieure est diminuée.

Il en est de même de la distance de l'épine postéro-inférieure à l'épine antéro-inférieure, et de celle qui sépare le point le plus élevé de l'échancrure sciatique du point le plus élevé de la crête iliaque. La distance du point le plus profond à une ligne tirée de l'épine iliaque antéro-supérieure à l'insertion du ligament ilio-lombaire sur la crête iliaque est : à droite, de 1 cent. 8 millim., à gauche, de 2 centimètres (Moor). N° 658, amphithéâtre des hôpitaux : cette distance est égale de chaque côté à 16 millim. Ordinairement, elle est de 2 cent. à 2 cent. 5 millim.

Si l'on mesure la ligne courbe du détroit supérieur depuis son extrémité postérieure jusqu'à l'éminence iliopectinée, on la trouve égale, dans le cas de Moor, à 7 centimètres, et par conséquent diminuée; la corde de cet arc était de 6 cent. 2 millim. N° 658, amphithéâtre des hôpitaux : arc, 6 cent, la corde, 5 cent. 5 milllim. Ce fait a une certaine importance, car Schwegel (1) fait dépendre le rétrécissement transversal modéré d'un bassin de femme de la diminution d'étendue de cette ligne courbe. Dans le bassin cyphotique, c'est peut-être une des causes de la déformation qui lui est particulière, mais cette cause est loin d'être la principale, comme nous le verrons en nous occupant de la pathogénie.

Les parois du petit bassin subissent des modifications importantes relativement à leur inclinaison sur l'horizon et sur les parties supérieures des os iliaques.

Cette portion hypogastrique de l'os iliaque se dirige fortement en bas, et tandis qu'elle forme normalement avec le plan du détroit supérieur un angle ouvert en dedans d'environ 78°, elle forme dans le bassin cyphotique des angles plus petits :

Dans le cas de Moor, par exemple un angle de 64° à droite, de 65° et demi à gauche.

Cette plus forte inclinaison de la paroi ischiatique du petit bassin est précisément ce qui contribue à donner au bassin cyphotique la forme en entonnoir.

L'angle existant entre la portion ischiatique et la por-

(1) Gebhfl. Monatschrift. Bd. XVIII, s. 89.

tion iliaque de l'os coxal, angle qui, chez les femmes bien conformées, est de 149° à 150°, se trouve dans le bassin de Moor, plus obtus, et atteint 153° à droite, 157° et demi à gauche.

Les os iliaques ne se continuent donc pas directement avec les parois du petit bassin; ils n'en sont pas le prolongement en ligne droite; autrement dit, la portion hypogastrique ou ischiatique de l'os coxal est plus fortement tournée en dedans qu'on ne pourrait l'apprécier d'après la position de la partie iliaque. C'est là une des causes du rétrécissement transversal du détroit inférieur, mais ce n'est pas la plus importante; il y a encore un mouvement plus efficace dans ce sens, c'est la rotation des os coxaux, en totalité, autour d'un axe horizontal, déterminé, comme nous le démontrerons plus tard, par une augmentation de pression des têtes des fémurs.

Des os du pubis. — La symphyse des pubis dans son ensemble paraît un peu poussée en avant en forme de bec, mais d'une manière bien moins prononcée que dans l'ostéomalacie. Sa largeur est un peu moindre que dans l'état normal : elle est inférieure à la hauteur, tandis qu'en général la largeur surpasse la hauteur (1).

Le contraste entre la hauteur et la largeur est très-frappant et rappellerait plutôt un bassin d'homme qu'un bassin de femme. Cet effet paraît dépendre principalement de la délicatesse des parties osseuses qui constituent la paroi antérieure du bassin, et en particulier de celles qui sont si-

(1) Dans le bassin de Moor, la largeur de la symphyse des pubis est de 38 millimètres environ ; elle est par conséquent plus petite que celle d'un bassin bien conformé, d'à peu près 18 millimètres ; la hauteur de la symphyse la surpasse de 7 millimètres. Tandis qu'en général c'est la largeur qui surpasse la hauteur de 20 millimètres.

tuées de chaque côté de la symphyse, et qui forment le bord supérieur interne du trou obturateur.

L'angle formé par les deux lignes unissant les centres des cavités cotyloïdes avec le milieu de la paroi postérieure de la symphyse, évalué normalement à 104° ou 105° était, dans le cas Moor, égal à 80°.

L'angle ilio-pubien que Schwegel indique comme égal en moyenne à 125°, 130° est dans le bassin de Moor égal à 118° à gauche, 123° à droite. Le sommet de cet angle est placé un peu au-dessous de l'épine iliaque inférieure, c'est-à-dire au point d'union le plus profond du pubis et de l'ilium.

Les épines du pubis sont assez prononcées ainsi que les crêtes qui en partent ; celles-ci sont saillantes, tranchantes, au lieu d'être arrondies comme dans les bassins de femme ordinaires. La crête pectinée est également très-marquée des deux côtés. Les bords supérieurs des surfaces articulaires de la symphyse pubienne sont plus éloignés qu'ils ne le sont ordinairement, et cet écartement est en rapport avec le rapprochement des ischions.

L'angle que forment en avant les branches horizontales du pubis est un peu plus aigu, moins arrondi que dans l'état normal.

La distance des centres des surfaces quadrilatères qui forment la base, le plancher des cavités cotyloïdes, devient plus petite ; en effet, elle est égale dans un bassin normal à 11 c. 2 m., dans le bassin de Moor à 8 c. 7 m.. bassin de Clamart à 9 c.

Si l'on abaisse une perpendiculaire du milieu de la face postérieure de la symphyse sur la ligne qui joint les centres des cavités cotyloïdes, on trouve que cette perpendiculaire a augmenté de longueur ; en effet, elle est égale, dans l'état normal, à 4 c. 5 m., et dans le bassin de Moor, à 5 c. 1 m.

Si l'on considère le point de jonction du pubis et de l'ilium, on trouve presque au niveau de l'éminence ilio-pectinée, au-dessus de la cavité articulaire, un renflement osseux ; mais on ne retrouve plus au centre de la cavité cotyloïde les dernières traces d'union des trois pièces fœtales primitives ; ce que l'on constate de non habituel, c'est la projection, en dedans, dans l'intérieur du petit bassin, du fond de cette cavité, et cela d'une manière assez marquée. Ces deux saillies internes sont pour l'histoire du bassin cyphotique très-caractéristiques et très-importantes, puisque, comme nous espérons le démontrer, elles sont les suites nécessaires d'un changement de position du plan du détroit supérieur survenu dans la plus tendre jeunesse et d'une augmentation de pression consécutive des têtes des fémurs contre les parois du petit bassin.

Des ischions. — Les ischions, qui constituent en grande partie les parois latérales du petit bassin, présentent quelques anomalies qui concernent non-seulement les os eux-mêmes, mais encore leurs rapports réciproques et ceux qu'ils ont avec les os voisins. Ce qui frappe immédiatement c'est la gracilité générale de ces os. Les tubérosités ischiatiques sont certainement renflées dans les bassins cyphotiques comme dans les autres, mais leur diamètre transversal est plus petit que dans l'état normal.

Les bords internes des tubérosités sont tournés directement en dedans au niveau du détroit inférieur, et les tubérosités elles-mêmes paraissent comme recourbées en dedans. Les bords des ischions qui limitent le trou obtura-

(1) Voir Cazeaux, *loc. cit.*, p. 641.

teur sont aigus, tranchants dans tout leur parcours et la partie de l'ischion qui appartient à la cavité cotyloïde est plus mince qu'elle ne l'est ordinairement.

Mais ce qui est surtout remarquable, c'est la position réciproque des ischions, c'est leur rapport avec les os iliaques et ceux du pubis.

De ces rapports résultent naturellement la forme et la grandeur du bassin, en particulier au niveau du détroit inférieur. Nous avons déjà mentionné que l'inclinaison des os iliaques sur l'horizon était plus prononcée dans les bassins cyphotiques que dans les autres ; ce fait qui, à lui seul, suffirait pour amener un rétrécissement transversal, est encore compliqué d'une augmentation de l'angle pelvien, condition qui amène un rapprochement des points extrêmes et inférieurs du petit bassin.

La distance des deux épines sciatiques a été trouvée diminuée dans les différents bassins que nous avons examinés : bassin normal, 10 c. 3 m. ; bassin de Moor, 6 c. 7 m.; bassin amph. hôpit. (n° 658), 6 c. 7 m.

Leur direction n'a pas changé par rapport à l'ischion ; il n'en n'est pas de même par rapport au sacrum : leur pointe regarde en effet plus en haut et en dedans par suite de la rotation en dedans de la partie inférieure de l'os coxal.

Les tubérosités ischiatiques se rapprochent dans une proportion encore plus forte que les épines sciatiques. Leur distance est simplement de 4 cent. 2 millim. environ dans le bassin de Moor dans leur plus grand rapprochement; de 6 cent. 3 millim. dans leur plus grand éloignement.

Bassin de Clamart, $d = 6$ cent. 9 millim.

Bassin de Schmeidler, $d = 5$ cent.

L'arc du pubis est, en avant, considérablement modifié; il a perdu sa forme arrondie pour prendre une forme pointue. Les branches descendantes du pubis prennent déjà part à la rotation en dedans, au rapprochement des ischions ; et au niveau de la trace de l'ancienne articulation pubio-ischiatique, elles se tiennent à une distance de 3 cent. 4 millim. (Moor); à ce niveau, dans le n° 658 (Clamart) les branches du pubis sont distantes de 4 cent. 1 millim., c'est-à-dire 1 cent. 1/2 plus près qu'ordinairement A partir de ce point, jusqu'en bas, c'est-à-dire jusqu'à la réunion de ces branches avec les tubérosités ischiatiques, la divergence est faible, puisque sur le squelette n° 658, leur distance maxima est de 51 millim. ; sur celui de Moor, de 46 millim. Les branches descendantes du pubis ou ascendantes de l'ischion sont donc presque parallèles, car dans une distance de 6 cent. environ, elles se sont écartées seulement de 1 cent. dans le premier cas, de 1 c. 2 m. dans le second. La plus forte courbure des branches de l'arc du pubis se trouve donc dans le voisinage de son sommet à l'union de l'ischion et du pubis ; l'extrémité inférieure de ces branches paraît un peu tournée en dedans. On remarque également une courbure antérieure assez sensible des bords internes des branches de l'arc, tandis que dans les bassins bien conformés ces bords sont droits.

RÉSUMÉ.

Comparaison entre les lésions de la cyphose dorso-lombaire et celle de la cyphose lombo-sacrée. — Ces lésions ont entre elles une grande analogie, et on pourrait presque les fondre dans une seule description ; cependant il y a quelques différences qui tiennent surtout au siége de la lésion vertébrale.

Plus l'angle qui forme le rachis se trouve près du sacrum, plus la partie supérieure de cet os sera tirée en haut et en arrière et plus aussi diminuera l'inclinaison du bassin. Par conséquent, une cyphose purement lombaire amènera des changements plus prononcés qu'une cyphose dorso-lombaire.

Dans ces deux cas, les conséquences de la cyphose ne seront pas altérées dans leur type, par les lésions de texture des corps vertébraux, qui ont causé la gibbosité.

Dans la cyphose lombo-sacrée, au contraire, on comprend facilement que par l'extension de la carie au sacrum (et nous en avons un magnifique exemple dans le n° 658 du musée de l'amphithéâtre des hôpitaux où cet os est rongé par ce processus destructeur), le corps sacré supérieur subisse des pertes de substance assez considérables pour que le promontoire soit détruit; par conséquent les changements qu'éprouve dans la cyphose dorso-lombaire et lombaire, la première vertèbre sacrée sont loin de se montrer ici dans toute leur pureté ; ils sont masqués non-seulement par les lésions propres à la carie, mais souvent par des dépôts ostéophytiques de nouvelle formation. Mais les changements dans la position et la forme du bassin considéré dans son ensemble, sont plus apparents dans la cyphose lombo-sacrée que dans la cyphose dorso-lombaire. Les os iliaques ne subissent pas de la part de la carie les mêmes altérations que la partie supérieure du sacrum; aussi on retrouve sur eux les conséquences de la cyphose, telles que nous les avons décrites quand celle-ci existe en un point plus élevé de la colonne rachidienne. La rotation des os iliaques est très-prononcée ; les fosses iliaques sont très-plates ; les diamètres du détroit supérieur sont augmentés d'une manière sensible ; ceux du détroit inférieur sont rétrécis dans le sens transversal d'une façon sérieuse ; l'étroitesse du pubis est considérable ; tous ces phénomènes sont assez prononcés pour gêner d'une manière notable le travail naturel de l'accouchement.

La forme en entonnoir de ces bassins est donc due à deux phénomènes : 1° l'élargissement du grand bassin et du détroit supérieur ; 2° le rétrécissement du détroit inférieur surtout dans la direction transversale.

CYPHOSE COMPLIQUÉE.

Modifications de la forme du bassin décrite comme type. — La configuration du bassin que nous venons de décrire comme propre aux cyphotiques peut dans certains cas rencontrer des obstacles à son évolution régulière, par le fait des lésions qui accompagnent quelquefois la déviation vertébrale. Aussi, l'on voit dans ces cas le pelvis prendre des formes qui s'éloignent plus ou moins du type cyphotique, tout en conservant cependant des caractères qui permettent de reconnaître l'influence de la courbure rachidienne, à travers les modifications qu'elle a dû subir de la part de l'affection concomitante.

1° *Modifications imprimées par la cyphose à un bassin uniformément rétréci.* — Nous commencerons par signaler l'influence de la cyphose sur un bassin dont les dimensions sont réduites dans tous les sens et dans toutes les sections horizontales du cylindre pelvien. (Bassin régulièrement rétréci, uniformément rétréci, sans courbure ni déformation des os, de Nægelé). Il est bien évident que dans ces cas, il faut considérer les mesures relatives du détroit inférieur et non les mesures absolues. En comparant les diamètres des deux détroits, l'on trouve qu'il y a une diminution du diamètre biischiatique. C'est ce qui a lieu, par exemple, dans l'observation du Dr Jenny, de Lucerne.

2° *Cyphose compliquée de rachitisme.* — Quand la cyphose est compliquée de rachitisme, les effets que produisent ces deux causes de déformation réunies sont différents suivant que la cyphose est due à une inflexion de la colonne vertébrale par relâchement des ligaments, à un mal de Pott, ou au rachitisme lui-même. Dans le premier cas, en effet, le rachitisme est seul efficace, car la courbure rachidienne survient à l'âge de puberté, c'est-à-dire au moment où le bassin ne peut plus subir que de légères modifications. Dans le second cas, l'influence de la carie vertébrale peut avoir lieu sur le bassin concurremment avec le rachitisme, si le mal de Pott a débuté dans l'enfance ; si celui-ci, au contraire, ne s'est montré que tardivement, le pelvis porte le cachet de l'autre vice de conformation.

Enfin, si la cyphose est le fait du rachitisme lui-même, elle a sur la forme du bassin une action évidente, ce qui n'a rien d'étonnant, si l'on se reporte à la pathogénie. En effet, il suffit pour se rendre compte des changements qui doivent survenir dans le pelvis, de constituer l'angle qui correspond à la courbure rachitique, car la cyphose a ici une forme arrondie et non angulaire comme à la suite de la carie vertébrale. Pour déterminer cet angle, il suffit de joindre par des lignes droites le point culminant de la courbe à ses deux extrémités situées sur la colonne vertébrale ; alors on appliquera à ce cas particulier ce que nous avons dit relativement à la cyphose par mal de Pott.

Quoi qu'il en soit de l'explication, le fait existe. Je ne

puis mieux faire pour le prouver que de citer ce que j'ai constaté sur le n° 552 de l'amphithéâtre des hôpitaux. Ce squelette porte sur les membres, sur le thorax, des marques très-prononcées de rachitisme ; la colonne vertébrale présente une cyphose arrondie de nature également rachitique située dans la région dorso-lombaire.

Quant au bassin, on reconnaît encore sur lui les caractères du rachitisme, mais ceux-ci sont beaucoup moins marqués que ceux du squelette n° 563 placé à côté de lui, et chez lequel existent des déformations très-prononcées dues à la même cause, mais sans déviation vertébrale. Ainsi, dans le premier, c'est à peine si le diamètre droit du détroit supérieur a changé de longueur. Dans le second, ce diamètre a diminué d'une manière assez considérable. (1)

Les tubérosités ischiatiques n'ont pas subi cet écartement qui fait que chez le rachitique pur, les branches descendantes du pubis tendent à se rapprocher de l'horizontale.

Nous pouvons donc conclure que le bassin est modifié par le fait de la cyphose et par le fait du rachitisme, si ces deux influences agissent simultanément. C'est pourquoi ces bassins manquent des particularités importantes qui caractérisent l'un et l'autre type. Aussi, l'on est souvent obligé d'avoir recours à l'examen des modifications subies

(1)

N° 552.	Diamètre antéro-postérieur du détroit supérieur	10 c. 1/2
	Diamètre biischiatique	9 c. 1/2
	Distance des épines sciatiques	9 c. 1/2
	Distance maxima des branches descendantes du pubis	8 c.
	Distance de ces branches au niveau des synostoses pubio-ischiatiques . . .	4 c.
N° 563.	Diamètre antéro-postérieur. Détroit supérieur	7 c.
	Diamètre biischiatique	14 c.
	Distance maxima des branches des pubis.	12 c. 1/2

par les autres parties du squelette pour faire le diagnostic étiologique de la déformation pelvienne.

On conçoit du reste que cette déformation doive être très-variable suivant l'époque à laquelle la cyphose rachitique s'est manifestée. Si le bassin a été soumis à l'influence du rachitisme avant l'apparition de la gibbosité, les modifications résultant de l'affection primitive sont reconnaissables au bout d'un temps plus ou moins long, et constituent même des obstacles à la production du bassin cyphotique.

Cependant, même dans de pareils cas, on peut quelquefois reconnaître sur le sacrum l'influence de la déviation vertébrale. Celui-ci a conservé les changements de position et de forme qu'il avait par rapport aux os iliaques dans la cyphose pure. La partie supérieure de cet os est transportée en haut et en arrière ; le diamètre antéro-postérieur du détroit supérieur n'est pas diminué, et celui du détroit inférieur n'est pas augmenté comme dans le rachitisme pur. Mais les os iliaques ne subissent pas de changement appréciable soit dans leur forme, soit dans leur position.

Cyphose compliquée de lésions asymétriques.

Les lésions anatomiques que nous avons trouvées jusqu'à présent sont parfaitement symétriques parce qu'elles sont le résultat d'une déviation de la colonne vertébrale située exactement sur la ligne médiane.

Mais que la cyphose se complique d'une lésion quelconque unilatérale, par exemple d'une scoliose comme dans l'exemple n° 533, musée Dupuytren, ou bien d'une ankylose angulaire de l'articulation coxo-fémorale comme dans l'exemple n° 553, musée de Clamart, (Obs. V), alors apparaissent des modifications propres à chacune de ces lésions, qui, se combinant avec la déformation symétrique due à la cyphose, aboutissent à une forme asymétrique du bassin.

3° *Cyphose compliquée de scoliose.* — Dans les cas de scoliose cyphotique qui n'a pas sa source dans le rachitisme, l'action de la cyphose sur le bassin est manifeste; seulement la déformation pelvienne est asymétrique. C'est ce qui est manifeste sur le n° 533 du musée Dupuytren, sur deux pièces anatomiques étudiées par Breisky, conservées l'une à l'hôpital François-Joseph, l'autre dans le musée d'anatomie pathologique de Prague, et sur deux autres de la collection de la Maternité de Berlin appartenant au professeur Martin.

Sur ces pièces, la cyphose est plus prononcée que la scoliose; l'arc de la courbure à concavité antérieure n'est pas très-arrondi et se rapproche beaucoup de la forme angulaire ; le sommet de l'angle est situé vers la partie inférieure de la région dorsale ; le promontoire est élevé, le sacrum aplati, étendu, presque convexe au niveau de la face antérieure des deux vertèbres sacrées supérieures ; le diamètre antéro-postérieur du détroit supérieur augmenté, et la forme de ce détroit plus arrondie, par le fait de l'élévation du promontoire ; l'asymétrie existe d'une manière sensible, mais ce n'est pas le phénomène prédominant, parce qu'elle est masquée en partie par des caractères plus importants dépendant de la cyphose.

Mais le contraire peut arriver ; la scoliose peut être la déviation principale, et la cyphose, la déviation secondaire ; dans ce cas alors, le défaut de symétrie est des plus prononcés.

4° *Cyphose compliquée de synostose sacro-iliaque.* — On peut encore rencontrer celui-ci dans le cas de cyphose compliquée de synostose sacro-iliaque ; si la lésion est double elle agit dans le même sens que la déviation vertébrale ; si elle est unilatérale, elle détermine l'asymétrie.

5° *Cyphose compliquée d'affections de la hanche.* — L'observation V, qui a trait à une pièce anatomique inscrite sous le n° 553, au musée de l'amphithéâtre des hôpitaux, et représentant une cyphose lombo-sacrée compliquée d'ankylose angulaire du fémur sur le bassin, nous montre que, dans ce cas, l'on retrouve tous les changements de forme du bassin que nous avons décrits à propos de la déviation vertébrale, avec cette différence seulement, qu'il y avait asymétrie et une position spéciale du sacrum et du bassin à cause de la situation exceptionnelle du fémur ; il est probable que, dans ce cas, la cyphose datait de l'enfance, et que l'affection de l'articulation coxo-fémorale était apparue plus tardivement.

Il peut se faire que la cyphose coïncide avec des luxations anciennes de la hanche ; ces dernières ayant pour effet principal d'augmenter le diamètre biischiatique, c'est-à-dire d'agir en sens inverse de la déviation vertébrale, il est probable que ce diamètre resterait en définitive peu modifié, s'il se trouvait soumis à l'influence simultanée de ces deux causes de déformation ; voilà du moins ce qui est probable, car je n'ai pas encore rencontré de faits de ce genre. M. le Dr Guéniot dans son excellente thèse d'agrégation, *Des luxations coxo-fémorales au point de vue des accouchements,* ne paraît pas non plus avoir rencontré cette coïncidence.

CHAPITRE III.

PATHOGÉNIE.

Cyphose dorso-lombaire. — Il est très-intéressant de rechercher quelles sont les causes non-seulement du rétrécissement transversal du détroit inférieur, mais encore des différentes modifications que nous avons rencontrées dans l'ensemble du bassin qui fait l'objet de notre étude, et dans chacun des os qui le composent. Il est même nécessaire, pour justifier le nom de *bassin cyphotique* qui lui a été donné jusqu'à présent, de prouver qu'il y a une relation entre la forme du bassin et la déviation vertébrale.

Tous les auteurs n'ont pas eu recours à la même explication pour montrer la genèse de ce vice de conformation.

C'est ainsi que Neugebauer le regarde comme une conséquence de l'atrophie du sacrum, que Breisky l'attribue surtout aux changements des conditions d'équilibre survenant dans la colonne vertébrale et que Moor fait jouer un grand rôle à l'action de certains muscles du bassin; Litzmann et Frémery invoquent une série de conditions telles que : la disposition primitive des os du bassin, leur mode de développement, la résistance des cartilages et des os aux actions mécaniques qui s'exercent sur eux, la capacité étroite de l'abdomen ; ces conditions peuvent certainement avoir une influence sur la forme du bassin, mais les plus importantes à notre avis résident dans le mode de transmission du poids du corps et dans la traction musculaire.

Du reste, les conditions pathogéniques doivent varier avec le siége de la cyphose. Aussi considérerons-nous encore à ce point de vue séparément la cyphose dorso-lombaire et la cyphose lombo-sacrée.

Mais avant d'entrer directement dans la question, il convient de rappeler le mécanisme normal de la transmission du poids du tronc aux membres inférieurs par l'intermédiaire du bassin.

Transmission du poids du corps par le bassin. — Envisagé sous le rapport du rôle qu'il joue dans la station et la locomotion, le bassin a été comparé par Denman à une arche qui supporte le poids de la tête, du tronc et des membres supérieurs placés au-dessus de lui.

Dans cette hypothèse, le sacrum représente la clef de voûte ; les os coxaux, depuis le sacrum jusqu'aux cavités cotyloïdes, représentent les pendentifs, et les membres inférieurs, les culées. Mais ce n'est pas tout ; on trouve encore dans le bassin ce qu'on trouve dans toute voûte à laquelle on veut donner le plus de force possible : c'est une contre-voûte inférieure qui, prolongeant la voûte d'en haut, la convertit en un anneau circulaire. Denman considère toute la partie antérieure du bassin comprise, entre les deux cavités cotyloïdes, comme formant cette contre-voûte ou arche renversée.

Dans la station verticale du corps sur les deux pieds, le bassin est soumis à une double pression qui résulte, l'une du poids des parties placées au-dessus de lui, et l'autre de la résistance des membres inférieurs fixés au sol sur lequel ils reposent ; dans la station sur un seul pied, le poids du tronc est transmis au fémur par l'articulation sacro-iliaque et l'os coxal répondant au pied qui s'appuie sur le sol.

Dans la station assise, le poids est transmis d'abord aux peux tubérosités ischiatiques, qui, dans ce cas, servent de support au corps, et qui communiquent directement l'action de la pesanteur au plan sur lequel elles reposent.

Enfin, dans la locomotion du corps ou progression, le bassin fournit alternativement à chaque membre inférieur un point d'appui solide, pour prendre à son tour un point fixe sur celui des membres qui s'appuie sur le sol.

La connaissance de ces divers mécanismes peut rendre compte des formes vicieuses que prend le bassin, lorsque par une cause quelconque les os qui le constituent par leur assemblage ont perdu la solidité nécessaire pour remplir les fonctions qui leur sont dévolues, ou bien lorsque des changements surviennent dans la position habituelle du corps, chez un sujet jeune.

Dans la cyphose, en particulier, il survient des variations dans les conditions d'équilibre, qui influent sur la forme du bassin.

Si le tronc est dans la station verticale, reposant avec le bassin sur les têtes des fémurs, le centre de gravité se trouve, comme les frères Weber l'ont démontré, sur une ligne perpendiculaire à l'axe de rotation du bassin. La ceinture pelvienne portée par les deux membres inférieurs, et supportant le poids du tronc, peut tourner en avant ou en arrière autour d'un axe horizontal, ayant ses points d'appui au niveau des têtes du fémur. Mais ce mouvement ne se produit pas lorsque, comme dans l'état normal, tout le poids du tronc agit sur les têtes du fémur avec une pression verticale, c'est-à-dire lorsque le centre de gravité est sur la verticale passant par cet axe.

Mais si, par une cause quelconque, il vient à se produire en un point de la colonne vertébrale, par exemple, au niveau de la région dorso-lombaire, un affaissement de quelques corps vertébraux, et par ce fait une courbure angulaire à concavité antérieure, le tronçon supérieur au sommet de l'angle se portera en avant, et le centre de gravité du tronc tout entier sera déplacé dans le même sens. Le tronc devrait donc basculer en avant et le bassin tourner autour d'un axe horizontal, de sorte que le sacrum tendrait encore à se rapprocher de l'horizontale.

La chute du tronc devenant imminente par suite de ce mouvement de bascule ne peut être empêchée que si un nouveau point d'appui extérieur lui est fourni, de manière à créer une nouvelle base de sustentation dans l'intérieur de laquelle pourra encore tomber la verticale passant par le centre de gravité ; ou bien encore, il faut un déplacement du centre de gravité lui-même, de manière à ce qu'il se porte en arrière et que la verticale passant par ce point tombe toujours sur la ligne qui joint les deux têtes du fémur. Or, ce résultat se produit en même temps de plusieurs façons :

1° Il s'établit des courbures de compensation dans la région supérieure du rachis ; 2° le sommet de la gibbosité angulaire se porte en arrière ; 3° le bassin bascule d'avant en arrière, de manière à ce que le sacrum se rapproche beaucoup de la verticale.

Examinons comment se produisent tous ces phénomènes.

La colonne vertébrale, qui transmet au bassin le poids du tronc, forme, dans le cas de cyphose dorso-lombaire, une tige brisée, de sorte que le point d'application de l'action de la pesanteur se trouve sur l'extrémité supérieure du côté inférieur de l'angle dans les conditions que représente la figure : soit AV la colonne vertébrale, D l'extrémité de l'angle cyphotique avec sa position première, SV le sacrum. Le poids du corps appliqué en D sur la partie supérieure du tronçon inférieur, agira dans le sens ADZ'.

(Fig. 1)

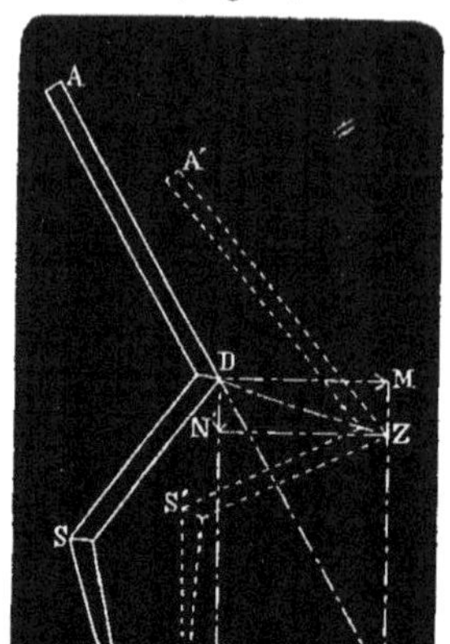

Or, nous pouvons remplacer DZ' par deux composantes : l'une horizontale DM, l'autre verticale DN.

Mais cette dernière tend à abaisser directement en bas le sommet de l'angle, et d'autre part transmet au tronçon inférieur et par son intermédiaire au bassin, le poids du corps. Elle peut donc se diviser en deux parties, l'une NN' neutralisée par la résistance du point d'appui, l'autre DN' agissant seule efficacement pour porter directement en bas le point D.

Quant à la composante horizontale DM, il est bien évident qu'elle tend à porter directement en arrière le sommet de l'angle. Par conséquent, si nous considérons l'action sur celui-ci de la composante horizontale DM et de la composante DN' (fraction de DN) s'exerçant suivant la verticale, nous obtiendrons une résultante DZ qui sera dirigée en bas et en arrière et qui tendra à entraîner dans ce sens le point D. La conséquence de ce déplacement en arrière et en bas de l'extrémité supérieure du côté inférieur de l'angle doit être de reporter en arrière le centre de gravité du tronc tout entier, de tirer l'extrémité supérieure du sacrum en arrière et un peu en haut, et de diminuer l'inclinaison de cet os sur l'horizon, de manière que le point S vienne en S' et le point V en V'.

En vertu de l'union intime du sacrum et des os iliaques, ces derniers doivent suivre le recul de l'extrémité supérieure du sacrum, et par conséquent la ceinture pelvienne tout entière doit subir une diminution dans son inclinaison sur l'horizon ; en effet, on la voit tourner autour de son axe horizontal, la partie postérieure en bas et l'extrémité antérieure en haut. Mais cette rotation du bassin en arrière trouve bientôt dans la tension des ligaments ilio-fémoraux (les plus forts de l'économie d'après Weber), une résistance qui est assez puissante pour maintenir l'équilibre du tronc incliné en arrière.

Dans cette fixation des os iliaques par les ligaments ilio-fémoraux l'excès de pression du poids du corps s'exerçant en arrière de la ligne de sustentation continue son action et produit ces changements dans les rapports réciproques des os du bassin que nous avons trouvés chez les cyphotiques.

Ces changements, nous l'avons déjà dit, seront d'autant plus prononcés que l'individu sera plus jeune au début de l'affection, car à cette époque, les différents os sont composés de pièces multiples non encore réunies entre elles, et cèdent facilement à l'action d'une pression constante, et en outre, les puissances musculaires et ligamenteuses mises en jeu en ce moment pour le maintien de l'équilibre du bassin et du tronc ont une grande influence sur la direction de l'accroissement des os.

Il faut de plus ajouter que chez les enfants les organes contenus dans le bassin exercent sur les parois de ce conduit un effort particulièrement efficace et produisent son élargissement (Rokitansky).

Le sacrum sera l'os qui tout d'abord subira dans sa structure les premiers changements. La force de traction qui agit en arrière est appliquée à l'extrémité supérieure du corps de la première vertèbre sacrée ; par conséquent, celui-ci doit être tiré en haut et en arrière, les ailerons serrés entre les os iliaques doivent paraître plus enfoncés. Il survient, en outre, un léger mouvement de rotation du sacrum au niveau des articulations sacro-iliaques, autour d'un axe horizontal passant vraisemblablement par la partie inférieure de l'articulation, car la pointe du sacrum est déviée en avant proportionnellement au déplacement en arrière de l'extrémité supérieure de cet os.

Ce mouvement a pour résultat de produire la rétrocession du promontoire, et aussi l'extension longitudinale du sacrum, particulièrement au niveau des symphyses sacro-iliaques. Non-seulement l'excavation normale a disparu, mais souvent la surface antérieure présente en haut une légère convexité dans le sens de sa longueur.

C'est ce qui est très-évident sur les différentes pièces que nous avons décrites, et en particulier sur une pièce du musée Dupuytren où il n'existe plus que la colonne vertébrale et le sacrum. Comme les corps vertébraux sacrés supérieurs obéissent plus à la traction que les ailerons maintenus par les surfaces articulaires, ces corps s'élèvent au-dessus du niveau de ces derniers.

Nous avons dans tous ces phénomènes l'explication de la situation élevée du promontoire et de l'allongement important du diamètre antéro-postérieur du détroit supérieur.

Les ailerons du sacrum étant pressés fortement entre les deux surfaces auriculaires des os iliaques au niveau de leurs bords antérieurs, se courbent en avant et la concavité transversale du sacrum augmente au niveau de la partie supérieure ; par conséquent la largeur devient moindre.

Au niveau de la face postérieure du sacrum, l'apophyse épineuse supérieure, par suite du changement de position de son corps vertébral, acquiert une inclinaison plus forte en bas, et sa pointe est encore abaissée par la pression des apophyses épineuses des vertèbres lombaires situées immédiatement au-dessus d'elle ; c'est là aussi une raison pour laquelle la face postérieure du sacrum est petite relativement à l'antérieure.

Par suite de la projection en avant de la partie inférieure, les diamètres antéro-postérieurs de la partie inférieure de l'excavation et du détroit inférieur sont diminués, et cette diminution est d'autant plus sensible que les diamètres correspondants de la partie supérieure sont allongés. Il peut arriver que cette diminution n'existe pas à cause de l'élévation de la pointe du sacrum.

Par suite de ce même mouvement en avant de la pointe du sacrum, la tension des ligaments sacro-sciatiques doit cesser ; aussi, l'on ne trouve pas les bords du sacrum allongés en forme de crêtes et recourbés en avant comme cela arrive quelquefois dans les bassins rachitiques.

Des os iliaques. — Les changements de position et de forme des os iliaques ont aussi leur source dans les modifications qui surviennent dans le mode d'action du poids du tronc sur le bassin.

Les os iliaques sont maintenus solidement dans une position inclinée en arrière par la tension des ligaments ilio-fémoraux attachés à leur extrémité supérieure et antérieure. L'augmentation de tension des ligaments ilio-fémoraux développe fortement les épines iliaques antéro-inférieures.

Les os coxaux étant ainsi fixés, si la pression du poids du corps qui s'exerce en arrière continue son action, elle aura pour effet de produire une extension antéro-postérieure des os iliaques, à la suite de laquelle la ligne innominée prendra une courbure plus douce, d'un plus grand rayon, les cavités cotyloïdes acquerront une position plus latérale; les fosses iliaques deviendront moins prononcées, moins creuses que dans l'état normal.

Le mouvement de la partie supérieure du sacrum en arrière doit, avant tout, faire cesser la tension des ligaments sacro-iliaques postérieurs et puis écarter les extrémités supérieures et postérieures des os coxaux.

La distance des sommets des angles de courbure en S que forment le côtes iliaques doit donc augmenter. En outre, comme la forme angulaire de ces courbures dépend essentiellement, comme l'a indiqué Meyer, de la tension des ligaments sacro-iliaques postérieurs, lorsque le sacrum est incliné en avant et chargé de tout le poids du tronc, il est facile de comprendre que, si la cyphose a lieu dans la jeunesse, la formation de ces courbures n'ait pas lieu et que les crêtes iliaques soient à ce point de vue semblables à celles qu'on rencontre chez le fœtus ou chez les enfants tout à fait en bas âge.

Si l'on considère les points d'insertion des ligaments ilio-fémoraux au-dessus des sourcils cotyloïdiens, un peu au-dessous des épines iliaques antérieures et inférieures du bassin (Weber, *loco citato*), et leur direction oblique en dehors et en bas, on conçoit qu'une traction doive s'exercer, dans ce sens, sur le bord supérieur du sourcil cotyloïdien par suite de la tension de ces ligaments.

Chaque os iliaque tourne autour d'un axe perpendiculaire à la direction de cette traction, de sorte que la partie supérieure de l'os (celle qui est au-dessus de l'articulation coxo-fémorale) s'incline en avant et en dehors, la partie inférieure en dedans et en arrière.

Une tension simultanée des deux ligaments ilio-fémoraux aura pour résultat d'éloigner l'une de l'autre les parties supérieures des os coxaux et de les incliner en avant, tandis qu'elle rapprochera les parties inférieures et les inclinera en arrière.

Ce mouvement des os iliaques est favorisé par ce fait que la partie du sacrum qui se trouve au-dessous de l'axe de rotation de cet os au niveau des surfaces auriculaires (car nous avons étudié tout à l'heure cette rotation du sacrum), subit une projection en avant; on comprend très-bien que les portions inférieures des surfaces articulaires iliaques éprouvent alors plus de facilité à se mouvoir en bas et en dedans et par conséquent à se rapprocher l'une de l'autre.

De cette façon, les dimensions transversales du détroit inférieur sont diminuées.

Ainsi cette tension bilatérale des ligaments ilio-fémoraux montre ses effets d'une manière remarquable dans les bassins cyphotiques, mais il ne faudrait pas croire que ce soit là un fait isolé ne se produisant que dans ce genre de bassin; on le retrouve partout où, par une cause quelconque, le centre de gravité du tronc a été reporté en arrière d'une manière prononcée.

Dans les bassins cyphotiques, l'éloignement des os iliaques et le rapprochement des os ischiatiques expliquent pourquoi l'angle que forment ces deux os est plus obtus, pourquoi les cavités cotyloïdes sont plus inclinées en bas, l'arc du pubis plus étroit, et les parties supérieures des surfaces articulaires de la symphyse plus écartées.

En outre, les os iliaques en haut tendant à s'écarter en

dehors, il y a tension des ligaments sacro-iliaques postérieurs, et par suite déformation de ces os à ce niveau, aplatissement de leur excavation, rapprochement des épines iliaques postérieures, et plus grand écartement des sommets des angles de courbure en S des crêtes.

Pour expliquer les changements survenus au niveau des ischions, il est nécessaire de considérer la position assise. Nous supposerons les points d'appui à la partie inférieure des ischions et à la surface interne des cotyles qui reçoivent une certaine pression de la part du fémur. Par le fait de la chute en arrière du centre de gravité, toutes les forces qui agissaient dans la station droite sont mises en œuvre dans cette station.

Chez les sujets cyphotiques où l'excès de poids du corps existe manifestement en arrière, les os iliaques doivent dans la station assise avoir une position fortement inclinée sur l'horizon, et il serait impossible que l'équilibre existât, si l'individu reposait sur les surfaces d'appui habituelles des tubérosités ischiatiques.

Alors le bassin repose davantage sur les parties antérieures des tubérosités de l'ischion et même des branches ascendantes de cet os. La pression exercée à ce niveau donne aux tubérosités une direction en arrière déjà produite en partie par une rotation connexe de l'os coxal ; de sorte que la branche ascendante de l'ischion forme avec la branche descendante du pubis, au niveau de la jointure pubio-ischiatique, lorsque celle-ci est encore flexible, un angle ouvert en arrière, qui est encore rendu plus manifeste par une exostose existant à son sommet.

Nous avons vu que les os iliaques s'inclinaient non-seulement en avant, mais encore en dehors, au niveau des parties qui constituaient le grand bassin, d'où résultait pour les ischions une inclinaison en arrière et aussi en dedans; il s'ensuit que, dans la position assise, les tubérosités ischiatiques prennent sur le plan de sustentation leurs points d'appui en avant et *en dehors*. La pression qui s'exerce alors sur la surface externe de ces tubérosités peut, on le comprend facilement, déterminer, si l'articulation pubio-ischiatique est encore flexible, la formation d'un angle saillant en dehors.

En résumé, quand le sacrum participe à la compensation d'une cyphose vertébrale, le bassin n'éprouve pas seulement un changement d'inclinaison, mais encore un changement de forme. Celui-ci est d'autant plus important que le sommet de la gibbosité est situé plus près du sacrum. Cet os se meut en arrière autour d'un axe horizontal passant par l'articulation sacro-iliaque, tandis que son extrémité inférieure tourne en avant.

Le sacrum éprouve dans ce mouvement, sous l'action de la résistance qui lui est opposée, les changements de forme décrits, dont les plus frappants sont son étendue en longueur, le mouvement en arrière de ses vertèbres supérieures et surtout de leurs corps.

Les os iliaques sous l'influence de la même cause tendent à tourner en arrière et à s'écarter l'un de l'autre au niveau de leur partie postérieure, mais ils sont arrêtés dans cemouvement par la tension des ligaments ilio-fémoraux antérieurs, qui produit une rotation de ces os autour d'un axe perpendiculaire à la direction de ces ligaments.

Ce mouvement a pour effet d'éloigner les parties supérieures et de rapprocher les parties inférieures. Ce qui produit la forme générale en entonnoir du bassin, avec élargissement du détroit supérieur au niveau du diamètre direct; et rétrécissement du détroit inférieur surtout au niveau du diamètre transverse.

Pathogénie du bassin déformé par cyphose lombo-sacrée. — Les déformations existant, soit dans les os qui constituent le bassin, soit dans l'ensemble de ce canal osseux ne peuvent pas être expliquées, au point de vue de leur genèse, d'une manière identique dans la cyphose lombo-sacrée et dans la cyphose dorso-lombaire. Dans la première, en effet, il ne peut être question, comme dans la seconde, d'un déplacement progressif de l'extrémité supérieure du sacrum qui se mouvrait en haut et en arrière sous l'influence d'une traction s'exerçant dans le même sens et provenant du côté inférieur de l'angle qui a pour sommet le point culminant de la gibbosité dorso-lombaire. La destruction produite par la carie ayant lieu, dans les cas que nous avons cités, un peu au-dessus du sacrum et au niveau de sa première pièce, la déformation pelvienne ne pouvait évidemment provenir de l'action d'un bras de levier situé entre le bassin et la gibbosité ; elle devait dépendre du déplacement direct subi par le sacrum, et provenant de la pression de la colonne vertébrale sur la face antérieure.

Par suite de l'inclinaison du tronc en avant, l'équilibre devenait impossible dans la station debout ou la marche, car la courbure habituelle de la colonne lombaire n'existait plus ; elle avait disparu avec les corps vertébraux.

La chute en avant ne pouvait donc être empêchée que par un point d'appui artificiel ou par le déplacement du centre de gravité en arrière, de manière que le tronc et le bassin changeassent en même temps leur inclinaison sur l'horizon.

L'influence du changement d'inclinaison du bassin, qui nous paraît être d'une grande importance dans la pathogénie de sa déformation, se fera d'autant plus sentir que la cyphose se sera produite dans un âge moins avancé; en effet, les os qui constituent le canal pelvien, n'étant pas encore complétement ossifiés, peuvent en s'accroissant prendre des directions anormales. Du moment où la verticale passant par le centre de gravité du corps, atteint en avant la limite de la base de sustentation et tend à la dépasser, il se manifeste chez le sujet des efforts pour maintenir le tronc dans la rectitude. Ces efforts ont naturellement pour siége les masses musculaires qui sont à la partie postérieure du rachis et qui affectent, dans l'état normal, une direction presque verticale.

Par le fait de l'inclinaison du bassin en arrière, ces muscles, au lieu d'être dirigés verticalement en haut, se dirigent obliquement en arrière et en haut. La tension, la contraction de ces masses musculaires spinales tendraient à replacer le bassin dans sa position première, si leur action n'était contrebalancée par les muscles fessiers leurs antagonistes et par le poids du corps. Si on se rappelle les insertions et l'action des muscles fessiers, il est facile de se convaincre que ceux-ci doivent avoir pour résultat de faire mouvoir les parties supérieures des crêtes iliaques en arrière et en dehors.

Les os iliaques tout entiers prenant part à ce mouvement, les épines et les tubérosités ischiatiques se rapprochent l'une de l'autre.

C'est ce même mouvement qui explique comment il se

fait que les cavités cotyloïdes sont plus latérales et regardent en bas, pourquoi l'arc du pubis est plus étroit et la symphyse écartée au niveau de son bord supérieur. Ainsi, en tenant compte des actions musculaires, nous arrivons à nous expliquer le mouvement de totalité des os iliaques qui éloigne les parties supérieures et rapproche les parties inférieures.

Nous allons maintenant, en considérant les changements survenus dans le mode de transmission du poids du corps, par suite de l'inclinaison du bassin en arrière, montrer qu'il existe, au niveau de la partie moyenne des os iliaques, un mouvement ayant le même résultat que le précédent, et qui consiste dans une variation d'inclinaison de l'ilium sur l'ischion avant que ces os soient définitivement unis. Mais, pour bien comprendre l'évolution de ce mouvement, il faut se rappeler ici, où ces notions ont autant d'importance qu'à l'occasion de la cyphose dorso-lombaire, le mécanisme normal de l'équilibre du bassin.

Dans l'état normal, la ceinture pelvienne, comme nous l'avons déjà dit, peut être comparée à une voûte et en jouer le rôle, mais à une condition : c'est qu'elle sera, par rapport à l'horizontale et aux fémurs, dans une inclinaison fixe, déterminée, c'est-à-dire lorsque la face antérieure des trois premières vertèbres sacrées forme, avec le plan horizontal, un angle de 20° d'après H. Meyer. La face supérieure du sacrum se comporte, par rapport à la colonne vertébrale, comme un plan incliné; la pression du poids du tronc transmise par le rachis, s'exerçant sur ce plan incliné, peut se décomposer en deux forces : l'une, perpendiculaire ; l'autre, parallèle à la surface.

La première tend à enfoncer le sacrum en arrière et en bas ; par conséquent elle exerce en partie une pression latérale perpendiculaire aux surfaces articulaires iliaques, et, d'autre part, une pression tangentielle d'avant en arrière contre ces mêmes surfaces. La conclusion est donc celle-ci : cette composante perpendiculaire transmet le poids du corps aux têtes des fémurs ; en outre, elle fait tourner les os iliaques autour d'un axe vertical passant par les centres des cavités cotyloïdes de manière que les extrémités antérieures de ces os, soient pressées l'une contre l'autre au niveau de la symphyse du pubis ; en vertu de ce mouvement, les têtes du fémur supporteront une pression parallèle à celle qui est exercée par le sacrum. La résultante de cette pression et de celle qui s'exerce verticalement sur elles, est une force dirigée de haut en bas et de dedans en dehors. Réciproquement les cavités cotyloïdes subiront de la part de ces têtes articulaires une pression égale, mais dirigée de bas en haut et de dehors en dedans.

La seconde composante, qui agit parallèment à la surface supérieure du sacrum, et tend à tourner le sacrum en avant et en bas, est contrebalancée par la solidité des articulations sacro-iliaques, et particulièrement par l'action des ligaments suspenseurs du sacrum, ligaments sacro-iliaques postérieurs.

Si nous considérons maintenant ce qui se passe dans la cyphose lombo-sacrée, nous voyons que le changement d'inclinaison du bassin a pour conséquence l'augmentation de la composante perpendiculaire et la diminution de la composante parallèle. Il en résulte d'abord une pression latérale plus forte des têtes du fémur sur la partie profonde des cavités cotyloïdes dans le sens que nous venons d'indiquer plus haut ; cette pression s'exerçant dès la plus tendre jeunesse, dans un âge où les os sont en voie d'accroissement, l'ischion se meuvera en dedans sur l'ilium, et le centre du mouvement sera situé au-dessus du sourcil cotyloïdien.

Il en résulte en outre une tendance de la partie supérieure du sacrum à se mouvoir en arrière. Cet os étant enfoncé autant que possible entre les os iliaques, la ligne suivant laquelle il est le plus pressé sert d'axe de rotation, et c'est le poids du corps dont le centre de gravité tombe en arrière de cet axe qui détermine le mouvement en question.

Dès lors se manifeste, comme dans la cyphose dorso-lombaire, la tension des ligaments ilio-fémoraux qui a pour résultat de faire tourner les os iliaques autour d'un axe perpendiculaire à leur direction passant par les têtes des fémurs et dirigé de bas en haut et de dedans en dehors. De cette façon, les fosses iliaques, qui se trouvent au-dessus des cotyles, sont mues en avant et en dehors, et les ischions, qui se trouvent au-dessous, en arrière et en dedans.

La tension continue et prononcée provoque au niveau du point d'insertion supérieur de ces ligaments un accroissement des os, c'est-à-dire une saillie plus grande de l'épine iliaque antéro-inférieure. En outre, la traction des ligaments ilio-fémoraux en avant et la pression du poids en arrière, dans la position presque horizontale des os iliaques, devaient avoir pour résultat de pousser ces derniers contre les têtes des fémurs; c'est pour cette raison, peut-être, qu'on trouvait, dans le cas de Moor, la région ilio-pectinée épaissie et faisant saillie en haut.

Dans le bassin par cyphose lombo-sacrée, il n'y a pas de traction exercée à l'extrémité supérieure du sacrum provenant du côté inférieur de l'angle situé au sommet de la gibbosité, et tirant en arrière et en haut cette extrémité supérieure. Il ne pouvait y avoir par conséquent d'extension en longueur de la vertèbre supérieure en union avec les os iliaques, comme dans le cas de cyphose dorso-lombaire.

Aussi le corps vertébral ne surpasse pas le niveau des ailerons et la vertèbre sacrée supérieure manque de la courbure à convexité antérieure, qui est toujours observée dans les cas de gibbosité lombaire, et qui se produit par suite de la forte distension des parties antérieures des ligaments intermédiaires.

Le sacrum des sujets à cyphose lombo-sacrée paraît, au contraire, pressé de haut en bas; les deux bords des ailerons du sacrum sont saillants en haut. La pression qui s'exerce sur les arcs vertébraux, de haut en bas et un peu d'avant en arrière, pousse les apophyses épineuses des quatre vertèbres sacrées supérieures en bas et en arrière, par l'intermédiaire du coin formé par les arcs des vertèbres; par ce fait, la hauteur postérieure du sacrum diminue par rapport à l'antérieure; le premier corps vertébral sacré est un peu comprimé et semble, à cause de cela même, un peu plus profondément situé qu'ordinairement, par rapport aux bords supérieurs des ailerons, qui sont restés un peu élevés par suite de la pression qu'ils subissent au niveau des surfaces auriculaires des os iliaques.

L'effort exercé par le point du tronc, pour faire tourner l'extrémité supérieure du sacrum en arrière, autour d'un axe situé à la hauteur de la trace d'union de la première et de la deuxième vertèbre sacrée, fait que les parties antérieures des surfaces auriculaires du sacrum se trouvent plus pressées qu'auparavant entre les deux facettes articulaires des os iliaques, parce que le sacrum est plus large en avant qu'en arrière; la mollesse de cet os, à une certaine époque de l'enfance, l'a forcé de céder à cette pression latérale, et la concavité transversale de la face antérieure a augmenté à ce niveau.

Les apophyses articulaires des os iliaques se développèrent du côté où la résistance était moindre, c'est-à-dire en avant et en haut, et acquirent, par rapport au sacrum, une grandeur anormale.

Comme le point d'application de la force qui fait tourner le sacrum se trouve au niveau de son extrémité supérieure, la rotation produit en même temps un redressement du sacrum, une diminution de son excavation longitudinale, ce qui contribue encore à faire paraître plus marquée la concavité transversale qui existe à la partie supérieure. C'est peut-être également cette compression qui a produit la minceur des lamelles intermédiaires aux trous sacrés.

Mais cette rotation ne pourrait avoir lieu que jusqu'à un certain degré, car les ligaments ilio-lombaires étaient un obstacle pour un mouvement plus étendu en arrière de la partie supérieure du sacrum, et les ligaments ilio-sacrés s'opposaient aux mouvements en avant de la partie inférieure.

DÉNOMINATION. — DISCUSSION.

Nous arrivons maintenant à la partie sinon la plus difficile, du moins la plus délicate de notre tâche. Devons nous envisager isolément les différentes modifications qui surviennent chez les cyphotiques, soit dans la forme générale du bassin, soit dans la structure des os qui le constituent; ou bien devons-nous grouper en un faisceau les altérations les plus importantes et les plus constantes du canal pelvien, de manière à en faire les caractères d'un type spécial? Je sens combien cette seconde manière de voir est pleine de difficultés, et je prévois les nombreuses objections qu'on peut y faire.

Je comprends l'inconvénient qu'il y aurait à encombrer la science obstétricale de nombreux vices de conformation plus ou moins distincts; aussi, j'ai résisté autant que possible au désir naturel que j'aurais pu éprouver d'individualiser, sans raison sérieuse, le bassin qui fait l'objet de ma thèse; c'est pour ce motif que j'ai donné à ce travail le titre : *Etude sur les déformations du bassin chez les cyphotiques*, au lieu de : *Etude sur le bassin cyphotique.* Le nom de *bassin cyphotique* est exposé aux objections suivantes :

1° L'expression ne se comprend pas au premier abord, parce que celui qui l'entend pour la première fois, se rappelant la forme particulière de la colonne vertébrale cyphotique, veut appliquer cette forme au bassin lui-même; l'esprit, surpris par cette expression nouvelle, ne supplée pas, dans les premiers moments, à la lacune qui existe entre l'effet et la cause, et une certaine étude est nécessaire pour une conception exacte.

Mais des difficultés plus sérieuses encore viennent troubler les essais de classification.

La cyphose peut envahir toutes les régions de la colonne vertébrale; les formes du bassin seront différentes, suivant que la déviation siégera dans un point ou dans un autre. Laquelle prendra-t-on pour type? Sans parler de la cyphose des parties supérieures du rachis qui a une influence très-faible sur le pelvis, il nous reste les cyphoses dorso-lombaire et lombo-sacrée. A laquelle des deux donnerons-nous la préférence? Les auteurs qui nous ont précédé dans cette étude, ont éprouvé le même embarras. Les uns, comme Breisky, ont pris pour type la cyphose dorso-lombaire, parce que les altérations y sont plus pures et non masquées par les lésions inflammatoires ou ulcéreuses du sacrum; les autres, comme Moor, ont préféré choisir la cyphose lombo-sacrée, parce que les déviations du type normal y sont plus prononcées.

Les auteurs qui ont admis ce type n'ont pas eu en vue

l'existence d'un vice de conformation analogue au bassin de Nægele, grossièrement frappant par la bizarrerie excessive de sa forme ; un coup d'œil suffit pour distinguer celui-ci d'un bassin normal et pour le classer ; la plus petite étude est inutile pour en saisir les signes essentiels. Au contraire, pour admettre un groupe de caractères principaux fixant le type cyphotique, il faut faire une analyse délicate de tous les détails présentés par les os en particulier et par le bassin en général ; on est alors frappé de voir se constituer presque spontanément un type spécial qui est la synthèse naturelle de toutes les déformations isolées.

Si l'on admet les types rachitique, ostéomalacique, on peut, avec au moins autant de raison, admettre le type cyphotique, car on ne peut nier que les déformations des bassins rachitiques et ostéomalaciques varient à l'infini, quoique, dans tous nos traités d'accouchement, on leur reconnaisse une physionomie spéciale et caractéristique.

Par conséquent, en dehors du bassin oblique ovalaire, il n'y aurait pas de types immuables ; mais alors pas de classification étiologique ; c'est, nous le savons, la manière de voir de plusieurs accoucheurs distingués qui ne veulent admettre que les caractères anatomiques comme base de leur classification. Ainsi, ils rangeraient le bassin en question parmi les *bassins infundibuliformes,* et parmi ceux-ci, ils distingueraient la *variété synostotique*, c'est-à-dire avec synostose des symphyses sacro-iliaques, et la *variété cyphotique.* Cette dernière, qui paraît identique à la première après un examen superficiel, se montre tout à fait distincte quand on l'étudie sérieusement ; et, pour ne parler que des signes principaux, le diamètre transverse du détroit supérieur est diminué au lieu d'être augmenté.

Il en est de même pour ceux de la partie supérieure de l'excavation ; le diamètre antéro-postérieur du détroit inférieur est diminué au lieu d'être augmenté ; le sacrum ne présente pas le changement d'inclinaison que nous avons indiqué dans la *variété cyphotique ;* les faces antérieure et postérieure de cet os ne subissent pas les altérations caractéristiques que nous avons étudiées soit dans la cyphose dorso-lombaire, soit dans la cyphose lombo-sacrée ; on ne trouve pas non plus, comme dans cette dernière, le rapprochement exagéré des épines iliaques postéro-supérieures et leur aplatissement contre la face postérieure du sacrum, etc. Ceci nous conduit à admettre, pour que la classification soit complète, un *genre dorso-lombaire* et un *genre lombo-sacré*. Dans le cours de cette thèse, nous nous servirons pour plus de simplicité du nom de *bassin cyphotique*, parce que cette expression a l'avantage de rappeler immédiatement l'ensemble des déformations qui caractérisent ce bassin; ce langage a pour lui des autorités imposantes : Rokitansky, Moor, Breisky, Neugebauer, Bailly, etc. Quant à nous, notre but unique a été de démontrer qu'il existait un vice de conformation lié génétiquement à la cyphose, pouvant apporter des obstacles sérieux à l'accouchement ; ce sont ces obstacles que nous allons étudier dans la deuxième partie.

(OBSERVATIONS ANATOMIQUES).

Obs. I. — *Cyphose dorso-lombaire.*

N° 589. — Musée de l'amphithéâtre des hôpitaux. — *Squelette d'adulte.* — Cyphose dorso-lombaire à angle droit presque uniquement lombaire.

Ce qui reste du squelette (crâne, face, colonne vertébrale, bassin, sternum, côtes), ne porte aucune trace de rachitisme. Les pièces osseuses sont réunies par leurs ligaments et non par des fils de fer. — (Squelette naturel de M. Cruveilhier.)

Examinons successivement :

1° La colonne vertébrale,
2° L'ensemble du bassin,

3° Os en particulier. . . . . { sacrum ; os coxal { ilium, ischion, pubis.

Colonne vertébrale. — Le rachis porte dans la région cervicale et dans la région lombaire des traces évidentes d'un ancien mal de Pott. Dans la région cervicale, il n'y a plus que 5 corps vertébraux distincts au lieu de 7; le 7e corps paraît avoir disparu, le 5e et le 6e sont confondus en une seule masse ; il n'y a cependant pas à ce niveau de déformation considérable de la colonne, il y a peut-être un peu plus de rectitude.

Mais la déviation importante se trouve dans la région lombaire : 3 corps vertébraux (1re, 2e, 3e lombaires) ont complétement disparu ; les cinq arcs correspondants ont persisté, du moins en grande partie ; le sommet de la gibbosité se trouve en arrière au niveau de l'apophyse épineuse de la 1re vertèbre lombaire dont le corps a disparu ; cet angle est droit, mais non mathématique, de sorte qu'on peut dire : les apophyses épineuses de la 1re lombaire et de la 2e dorsale forment le sommet de la convexité postérieure qui correspond à la cyphose dorso-lombaire. La branche supérieure de l'angle est inclinée d'environ 45° sur l'horizontale et perpendiculaire sur le côté inférieur.

Le corps de la vertèbre lombaire inférieure est simplement uni au sacrum par une articulation amphiarthrodiale, tandis que son apophyse transverse, élargie en forme d'éventail, se soude à l'aileron droit du sacrum, de manière à former une seule pièce à surface lisse et convexe en avant. Cette pièce est percée d'un trou qui est probablement le dernier trou lombaire droit. La région dorsale présente au lieu de sa concavité habituelle, bit une convexité antérieure.

En arrière, la série des apophyses épineuses de cette région forme par conséquent une courbure à concavité postérieure.

Bassin. -- Ce qui frappe immédiatement, c'est la prédominance des diamètres antéro-postérieurs sur les diamètres transverses, ou plutôt c'est l'allongement du diamètre antéro-postérieur du détroit supérieur et le raccourcissement notable du diamètre transverse du détroit inférieur ; on peut s'en convaincre immédiatement par les mesures suivantes, prises des points situés intérieurement.

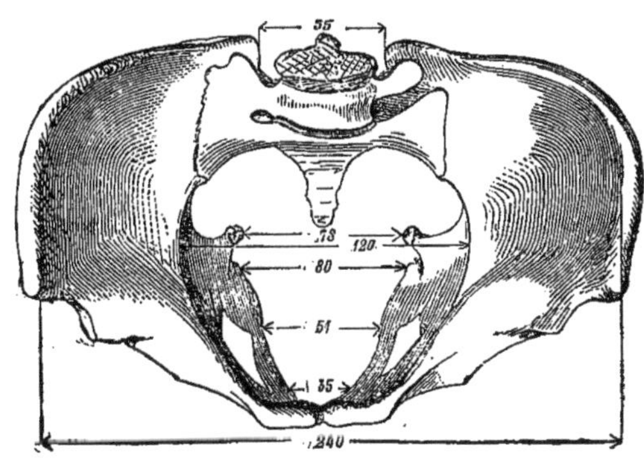

Mesures du grand bassin :

Distance des épines iliaques antérieures supérieures......................	24 c.
Distance des crêtes iliaques..........	24 c. 1/2
Distance des épines iliaques postérieures supérieures......................	5 c. 5

Détroit supérieur.

Diamètre antéro-postérieur...........	12 c.
Diamètre sacro-sous-pubien.........	14 c. 1/2
Diamètre transverse..................	12 c.
Diamètre oblique......................	11 c. 2

Excavation.

Distance des centres cotyloïdiens......	9 c. 3
Distance sacro-cotyloïdienne.........	10 c.

Distance du milieu de la symphyse à la 2e vertèbre sacrée..............	9 c.
à la 3e »	10 c.
Distance des deux épines sciatiques....	7 c. 8

Détroit inférieur.

Diamètre antéro-postérieur sacro-sous-pubien........................	10 c.
Diamètre antéro-sous-pubien.........	7 c. 5
Diamètre bi-ischiatique au niveau du point le plus postérieur............	8 c.
Au niveau de la partie moyenne......	6 c. 5
Au niveau de la partie antérieure..... car la tubérosité ischiatique s'incline en arrière et en dehors.	5 c. 1

Os en particulier.

Le sacrum est considérablement aplati, surtout dans sa partie supérieure où il présente même une légère convexité au niveau de la face antérieure des corps de la première et deuxième vertèbre sacrée. L'angle sacro-vertébral est très-peu proéminent dans l'intérieur du bassin où il ne forme plus le promontoire des accoucheurs; il est en effet tellement obtus qu'il est presque égal à 180°, ce qui indique que la partie supérieure du sacrum se continue presque verticalement avec la colonne lombaire. La partie supérieure du sacrum est portée en avant et en arrière par rapport aux ailerons de cet os; sa direction est presque horizontale, et même un peu oblique en bas et en arrière.

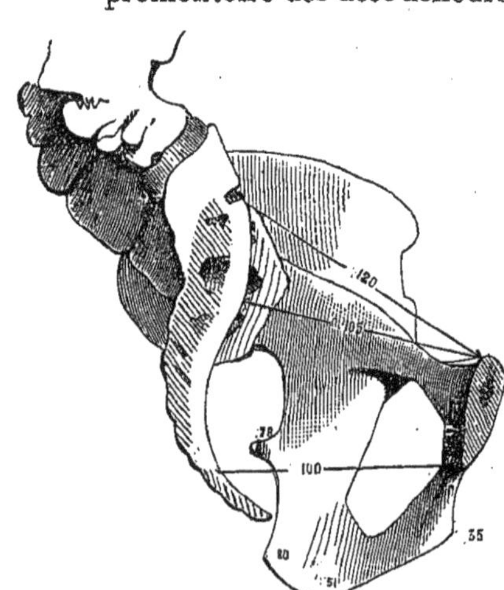

L'excavation longitudinale du sacrum a diminué surtout en haut;

La distance de l'angle sacro-vertébral à la pointe du sacrum mesuré à la partie antérieure en suivant la courbure, est de........................ 11 c.
La corde mesure..................... 10 c.
Hauteur postérieure................. 7 c.

Ces mesures sont prises sur la ligne médiane.

La face postérieure du sacrum est presque plate dans le sens vertical; mais sa hauteur est plutôt diminuée qu'augmentée par rapport à la face antérieure, parce que la partie postérieure de la colonne lombaire vient s'insérer sur cette face plus bas qu'ordinairement.

Le sacrum est un peu concave transversalement au niveau de sa partie supérieure, mais moins cependant que dans la cyphose lombo-sacrée ; cette concavité paraît cependant assez marquée parce que la corde, c'est-à-dire la largeur du sacrum à la hauteur des premiers trous sacrés, est plus petite qu'à l'état normal, mais seulement un peu plus petite.

En effet, si nos mesures sont justes, la largeur du sacrum serait sur ce bassin de 11 c. 4 (corde) au lieu de 11 c. 7 dans un bassin normal. Le fait, comme on le voit, est bien moins prononcé que dans la cyphose lombo-sacrée où il y a 3 centimètres environ de différence.

Si l'on joint par une ligne droite les extrémités inférieures des surfaces auriculaires du sacrum, on trouve que cette ligne passe plus bas qu'à l'état normal et coupe la surface antérieure du sacrum *au niveau du bord inférieur* de la troisième vertèbre sacrée.

La distance du promontoire à cette ligne est de 9 centimètres au lieu de 5 centimètres environ comme dans un bassin normal.

Les os coxaux paraissent manifestement inclinés, comme l'ensemble du bassin, en arrière ; de sorte que les os iliaques sont presque horizontaux, avec une légère direction en bas et en avant; cependant, à la simple vue, sans mensuration, on constate un agrandissement du diamètre sacro-pubien au niveau du détroit supérieur, un écartement des épines iliaques antéro-supérieures, et surtout un rapprochement des parties latérales du bassin, au niveau de la portion inférieure de l'excavation et de son issue.

Rien de particulier ne se remarque au niveau des symphyses sacro-iliaques (pas de synostoses), rien du côté des articulations de la hanche; symétrie parfaite du bassin, pas de signes d'ostéomalacie sur le bassin ou sur les autres parties osseuses; symétrie parfaite, soit dans la dimension, soit dans les particularités anormales qu'on trouve de chaque côté du canal pelvien.

Les fosses iliaques sont bien moins profondes qu'à l'état normal; la ligne qui limite le détroit supérieur a une courbure d'un rayon plus étendu qu'ordinairement.

Les cavités cotyloïdes regardent plus latéralement, plus en dehors. La forme en S des crêtes iliaques, un peu moins prononcée que dans l'état normal, est ici presque conservée et surtout bien moins marquée que dans le n° 658, exemple de cyphose lombo-sacrée.

Les épines iliaques postérieures et supérieures sont rapprochées l'une de l'autre.

L'os iliaque paraît plus étendu dans le sens antéro-postérieur; et la grande échancrure sciatique a ses plus grandes dimensions dans le même sens.

Au niveau des points correspondants, probablement les traces d'union pubio-ischiatique, les branches descendantes du pubis portent symétriquement de chaque côté, à la hauteur

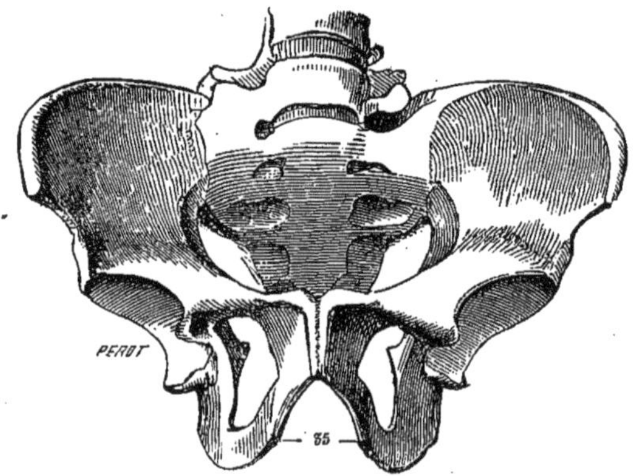

des bords antérieurs de ces branches descendantes, deux petites saillies osseuses distantes de 3 centimètres du sommet de l'angle aigu que forment au niveau du bord inférieur de la symphyse les branches descendantes du pubis. Au niveau de ces espèces de petites épines supplémentaires, les branches sont distantes l'une de l'autre de 3 c. 1/2 environ (largeur de mes deux doigts index et médius placés l'un près de l'autre et enfoncés jusqu'à la 2e phalange) ; puis elles marchent à peu près parallèlement en divergeant cependant un peu en dehors, et leur distance maxima est de 5 centim. ; elles se dirigent alors en arrière pour se joindre à l'ischion. Quant aux tubérosités ischiatiques, nous avons vu que leur distance était un peu supérieure à 5 centimètres et qu'elle oscillait entre 5 et 8 cent., suivant que l'on considérait la partie antérieure ou la partie postérieure.

Les bords internes des branches descendantes du pubis sont un peu tournés en avant; l'union de celles-ci et des branches ascendantes de l'ischion forme un angle obtus voisin de 180° et ouvert en arrière.

Les tubérosités ischiatiques sont un peu inclinées en arrière, en haut et en dehors.

La symphyse des pubis a une hauteur de 4 centimètres.

Observation II.

Musée Dupuytren, n° 534 A. — Cyphose dorso-lombaire, prononcée par l'usure de la partie antérieure du corps des trois dernières vertèbres dorsales et de la première lombaire (Bouvier).

Les deux parties de la colonne vertébrale sont à angle droit; pas de trace de rachitisme au niveau des côtes ; il faut dire que les membres supérieurs et inférieurs n'ont pas été conservés. Le thorax, le bassin, sont parfaitement symétriques ; pas de scoliose ; le sacrum est aplati.

Dimensions du grand bassin.

Distance des épines iliaques antérieures et supérieures	23 c.	
Distance des milieux des crêtes iliaques	22	1/2
Distance des épines iliaques postérieures et inférieures	7	
Distance des épines iliaques postérieures et supérieures	8	

Dimensions du détroit supérieur.

Diamètre antéro-postérieur	11	1/2
Diamètre transverse	12	1/2
Diamètre oblique	12	
Diamètre sacro-cotyloïdien	9	
Hauteur antérieure du sacrum. { corde	11	1/2
Hauteur antérieure du sacrum. { arc	12	
Hauteur postérieure du sacrum, menée depuis l'apophyse épineuse de la dernière lombaire	9	1/2

(Remarquons ici qu'à la face postérieure du sacrum, entre l'apophyse épineuse de la dernière lombaire et celle de la première sacrée, se trouve une cavité considérable).

Diamètres de l'excavation.

Distance des épines sciatiques	9 c.	
Centres des cavités cotyloïdes	10	1/2
Distance du milieu de la 3e sacrée, au milieu de la symphyse pubienne	8	1/2

Dimensions du détroit inférieur.

Diamètre antéro-postérieur	8,7
Distance des tubérosités ischiatiques	8
Distance maximum des branches du pubis	6

(L'angle pubien est très-aigu).
Hauteur antérieure de la symphyse 4

Observation III.

Musée Dupuytren, n° 536 ou 521 A.— Cyphose de la colonne vertébrale dans la partie inférieure de la région dorsale, suite probable de lésion organique tuberculeuse.

Distance antéro-postérieur du détroit supérieur, prise du milieu de l'épaisseur de la symphyse, 12 cent.

Distance des deux épines iliaques antéro-supérieures prise du milieu de chacune d'elles, 21 c. 1/2.

Distance des milieux des crètes iliaques, 22 c. 1/2.

Distance des tubérosités iliaques postéro-supérieures, 9 c.

Distance des tubérosités ischiatiques prise de l'insertion inférieure des grands ligaments sacro-sciatiques, 8 c. 1/2.

Perpendiculaire abaissée de l'extrémité inférieure de la symphyse pubienne sur le milieu de cette ligne, 6 c.

Distance des deux épines sciatiques, 7 c. 1/2.

Diamètre sacro-sous-pubien, 14 c.

Diamètre transversal du détroit supérieur, 12 c. 1/2.

Diamètre oblique droit, détroit supérieur, 12 c.

Diamètre oblique gauche, détroit supérieur, 12 c. 1/2.

Hauteur de la symphyse (ligaments conservés), 5 c.

Distance de la pointe du coccyx à la partie inférieure de la symphyse pubienne, 7 c.

Distance de la pointe du coccyx à l'épine sciatique gauche, 2 c. 1/2.

Distance de la pointe du coccyx à l'épine sciatique droite, 6 c.

Longueur de la corde qui réunit l'angle sacro-vertébral à la base du coccyx, 9 c.

Longueur de la courbe sous-tendue, 10 c. 1/2.

Largeur du sacrum à sa base, corde prise d'une articulation sacro-iliaque à l'autre, au détroit supérieur, 10 c.

Obseraation IV.

Clamart, n° 553-571. — Cyphose dorso-lombaire par mal de Pott, avec ankylose horizontale de l'articulation coxo-fémorale.

La cinquième vertèbre dorsale et la première lombaire sont en contact; les deux tronçons de la colonne vertébrale sont inclinés à angle droit, peut-être même l'angle est-il aigu.

Les surfaces en contact, sont formées par des biseaux taillés, l'un sur la face inférieure du corps de la cinquième dorsale, l'autre sur la face supérieure du corps de la première lombaire.

Le corps de la deuxième lombaire présente lui-même des altérations osseuses manifestes; il est excavé, rugueux, dépourvu de ligaments.

Les corps des sept dernières vertèbres dorsales, ont complétement disparu.

Il ne reste plus du corps de la cinquième dorsale, de même que du corps de la première lombaire, qu'une faible partie en forme de coin.

Ce qui reste de la colonne dorsale, a une direction presque horizontale ; cette direction se maintient jusqu'à la septième cervicale, et là devient presque verticale.

Le sacrum est aplati ; mais, au lieu d'être vertical, comme dans les autres cas de cyphose, il est très-incliné sur l'horizon, avec lequel il fait un angle de 30° au plus. — Il est déjeté à gauche d'une manière notable, de sorte que la pointe du coccyx est placée à gauche.

Les crêtes iliaques ont subi une déviation correspondante ; elles sont presque verticales ; de sorte que le bassin tout entier a subi une inclinaison considérable en avant, s'accommodant à la direction horizontale du fémur.

La partie droite du bassin est plus large que la partie gauche ; — la fosse iliaque droite est remarquable par son aplatissement ; elle ne présente pas la même excavation.

La grande échancrure sciatique droite est plus grande que la gauche, elle est ovale à grand diamètre horizontal.

L'os coxal droit a subi une atrophie marquée ; —l'épine iliaque antérieure et supérieure gauche est de 3 cent. en avant de la droite.

La déformation de ce bassin a dû se produire tardivement, consécutivement à la déformation de la colonne vertébrale due à un mal de Pott ayant débuté dans l'enfance. Il n'y a nulle part de traces de rachitisme ; les membres sont bien développés, les fémurs n'ont pas été arrêtés dans leur croissance.

La taille du sujet était de 1 m. 28 c.

Pour terminer, nous donnerons les dimensions de ce bassin.

Longueur de la crête iliaque droite............ 18 cent.
Longueur de la crête iliaque gauche........... 25
Distance des épines iliaques antérieures et supérieures...................................... 22
Distance du milieu des crêtes iliaques.......... 22
Distance des épines iliaques postérieures........ 7

Les dimensions les plus importantes pour notre sujet sont les suivantes :

1° Diamètre antéro-postérieur du détroit supérieur, 12 c. 1/2.
2° Diamètre bi-ischiatique (transverse du détroit infér.), 7 c.

Obs. V. — *Cyphose lombo-sacrée* (1).

Musée de l'amphithéâtre des hôpitaux, n° 658. — Squelette naturel présentant une *cyphose lombo-sacrée* par carie vertébrale. — Ce squelette est complet et semble provenir d'une femme adulte; toutes les épiphyses sont soudées. — Taille, $1^{m}29$. — Tous les os sont grêles; ceux du bassin ont une épaisseur qui est en rapport avec celle des autres os. Pas de traces de rachitisme au niveau des membres; les extrémités articulaires ne sont pas nouées : les extrémités antérieures des côtes ne sont pas volumineuses; il n'y a pas, au niveau du thorax, de chapelet rachitique. Ce qui frappe immédiatement, c'est l'existence d'une *cyphose lombo-sacrée*. Au lieu d'un promontoire saillant en avant, dans l'intérieur du bassin, on trouve, au contraire, un angle rentrant situé à l'union de la dernière lombaire et de la partie supérieure du sacrum. Cet os forme, avec le

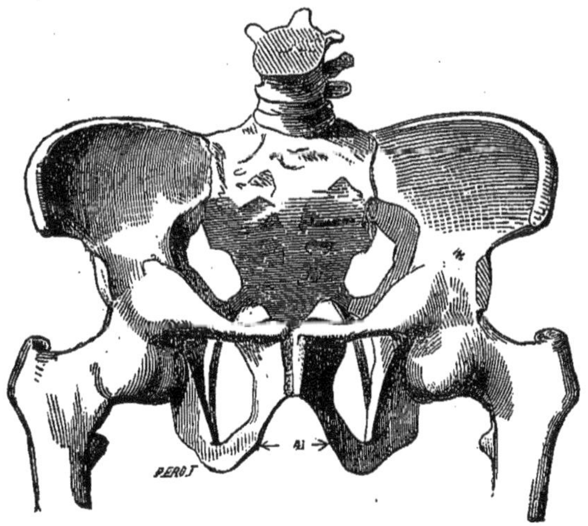

tronçon supérieur de la colonne vertébrale, un angle un peu plus grand qu'un angle droit et qui peut être évalué approxi-

(1) A la fin de cette thèse se trouvent encore deux observations cliniques de cyphose lombo-sacrée : l'une avec autopsie et recueillie par le Dr Moor, de Zurich; l'autre sans autopsie, publiée par le Dr Schmeidler, de Breslau.

mativement à 110°. Le sacrum est tout à fait vertical et porte sur sa face antérieure des traces nombreuses de l'affection qui a entraîné la déformation de la colonne rachidienne. Les corps des 5 vertèbres lombaires ont presque entièrement disparu et sont réduits à une masse osseuse, en forme de coin, de 1 centimètre environ de hauteur à la partie antérieure et de 2 centimètres sur les parties latérales, qui va se confondre en arrière avec les arcs et les apophyses épineuses des 5 vertèbres correspondantes. Le corps de la première vertèbre sacrée est lui-même très-aplati et en grande partie détruit par l'altération osseuse qui a laissé sur la face antérieure des saillies, des rugosités, des enfoncements, jusqu'au troisième corps sacré inclusivement.

Le sacrum est d'un petit volume; ses dimensions sont loin d'atteindre celles d'un sacrum normal.

Sa largeur prise au niveau du détroit supérieur est égale à.. 8 c. 1/2

Au niveau des premiers trous sacrés........... »

Corde.. 8

Flèche....................................... 2

Or, dans le bassin normal, ces dimensions sont, au niveau des premiers trous sacrés :

Largeur......................	12 c.	8
Corde........................	11	7
Flèche.......................	2	8

La concavité du sacrum a donc augmenté dans le sens transversal, la largeur correspondante a diminué. Les bords antérieurs des surfaces auriculaires du sacrum paraissent proéminer un peu de chaque côté, en avant des surfaces correspondantes des os iliaques.

La concavité du sacrum a manifestement diminué dans le sens longitudinal. Pour avoir une idée exacte de cette diminution, on considère l'angle que forment, sur le milieu de la troisième vertèbre sacrée, les plans situés au-dessus et au-dessous de cette ligne et qui constituent la surface antérieure du sacrum; puis, on évalue en centimètres la distance du sommet de cet angle à la corde de l'arc correspondant.

Or, cette distance est dans notre cas égale à quelques millimètres, tandis que dans un bassin ordinaire, Schwegel l'évalue à 2 centimètres 2 millimètres.

Les parties latérales du sacrum sont plus minces et moins larges qu'habituellement; aussi les gouttières sacrées atteignent-elles partout les bords du sacrum; cet os est plus large au niveau des premiers trous sacrés qu'au niveau du détroit supérieur, comme cela résulte des mesures que nous venons de donner; c'est le contraire ordinairement.

Il y a de chaque côté cinq trous sacrés; les lamelles osseuses qui les séparent sont assez minces.

En arrière, on trouve encore les cinq apophyses épineuses lombaires réunies entre elles par leurs ligaments et soudées. Les cinq apophyses transverses correspondantes sont conservées, ainsi que les apophyses articulaires.

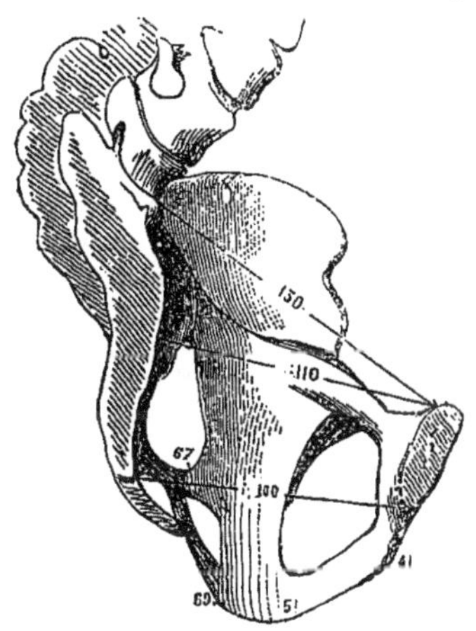

Les apophyses épineuses dorsales sont indépendantes; c'est la dernière dorsale qui, avec les vestiges des corps lombaires et la partie supérieure du sacrum, forme l'angle cyphotique. Au niveau de la onzième et de la dixième dorsale commence la lordose compensatrice, c'est-à-dire la courbure dorsale à convexité antérieure.

Quant à la convexité de la face postérieure du sacrum correspondant à la concavité antérieure de cet os, elle a presque disparu; le sacrum paraît aplati en arrière, comme en avant.

La hauteur antérieure du sacrum est, en suivant la courbure, de 9 centimètres; la hauteur postérieure, de 7 centimètres; si nous unissons les deux épines iliaques postérieure et supérieures par une ligne droite, nous voyons que cette ligne passe au-dessous de l'apophyse épineuse de la première vertèbre sacrée, à une distance de quelques millimètres (il y a presque affleurement), tandis que dans un bassin normal, elle passe à 1 centimètre au-dessous de cette apophyse.

Les tubérosités iliaques postérieures et supérieures sont plus rapprochées qu'elles ne le sont ordinairement; elles sont comme aplaties et collées sur la face postérieure du sacrum.

Leur distance est de 5 centimètres au lieu de 8 centimètres, comme à l'état normal.

Les os iliaques ont des fosses moins plates que dans les bassins bien conformés. Il existe de chaque côté une symétrie parfaite; chaque os coxal est grêle et transparent dans le point le plus profond de la fosse iliaque. Les deux épines supérieures, antérieure et postérieure, paraissant rapprochées, le segment postérieur de la crête iliaque, au lieu de se diriger brusquement en haut à partir de l'articulation sacro-iliaque, décrit une courbure d'un plus grand rayon, en s'inclinant progressivement, et ne proémine pas au-dessus de la base du sacrum autant que dans l'état normal.

L'excavation que présente ordinairement la face interne de l'os iliaque à la partie postérieure disparaît aussi presque complétement, de sorte qu'on a là une surface un peu plane.

Les os iliaques paraissent plus inclinés sur l'horizon qu'ordinairement, les angles qu'ils forment de chaque côté avec les ischions semblent plus obtus.

La distance du point le plus profond à une ligne tirée de l'épine iliaque antéro-supérieure à l'insertion du ligament ilio-lombaire sur la crête iliaque a diminué ; elle est de 16 millimètres, au lieu de 2 centimètres 5 millimètres (bassin normal).

Si l'on mesure la ligne courbe qui limite le détroit supérieur depuis son extrémité postérieure (os iliaque) jusqu'à l'éminence ilio-pectinée, on la trouve un peu diminuée ; elle est en effet, de 6 centimètres ; la corde est égale à 5 centimètres 5 millimètres, tandis que, sur un bassin normal, elle est seulement de 8 centimètres, corde 7 centimètres, et même davantage.

Mais ce qui frappe et ce qui est très-important à considérer, c'est la variation d'inclinaison des parois du petit bassin; l'angle formé par la portion iliaque et la portion ischiatique de l'os coxal, paraît assez notablement augmenté; l'ischion est par ce fait porté en dedans d'une façon anormale.

La symphyse des pubis est légèrement projetée en avant; sa hauteur est de 3 centimètres 7 millimètres.

Les branches du pubis descendent sous un angle aigu (plus aigu qu'à l'état normal), jusqu'à 3 centimètres et demi; à ce niveau, elles sont distantes de 4 centimètres 1 millimètre, et portent de petites saillies osseuses; à partir de là, elles changent un peu de direction et restent presque parallèles, puisqu'au moment où elles se réunissent aux tubérosités ischiatiques, leur distance est alors de 5 centimètres 1 millimètre.

Les tubérosités ne sont pas dans un plan vertical; elles sont un peu obliques d'avant en arrière et de dedans en dehors; aussi les distances de ces tubérosités varient-elles suivant qu'on les prend à la partie antérieure............. 5 c. 1

A la partie moyenne.................... 5 5

A la partie postérieure.................. 6 9

Toutes ces mesures sont prises par rapport à des points situés dans l'intérieur du bassin.

La distance des centres cotyloïdiens est égale à 9 centim.; dans un bassin normal elle est évaluée à 11 cent. 2 millim.

Le diamètre sacro-cotyloïdien est de 10 cent.

Les épines du pubis et les crêtes qui en partent sont assez prononcées; — les bords supérieurs qui forment la symphyse du pubis sont un peu plus écartés que dans l'état normal. Mais ce qui est vraiment intéressant et important, au point de vue obstétrical, ce sont les changements survenus dans les dimensions du bassin.

Si nous considérons le grand bassin, nous trouvons, pour la distance des épines iliaques antérieures et supérieures, 22 cent.

Distance des crêtes iliaques, 22 cent. 5 millim. au lieu de 24 cent. et 27 cent., qui sont les dimensions dans l'état normal, d'après Cazeaux (1).

Les épines iliaques antérieures et supérieures se sont donc éloignées l'une de l'autre; elles se sont écartées en dehors, relativement aux crêtes.

La distance des épines iliaques postérieures et supérieures

(1) Traité d'accouchement, 3e partie, p. 658.

est de 5 cent. 1 millim.; nous avons déjà vu qu'il y avait un rapprochement marqué de ces tubérosités.

Au niveau du détroit supérieur, on trouve les dimensions suivantes :

Diamètre antéro-postérieur.................. 13 cent.
Diamètre transverse......................... 12
Diamètre oblique............................ 12

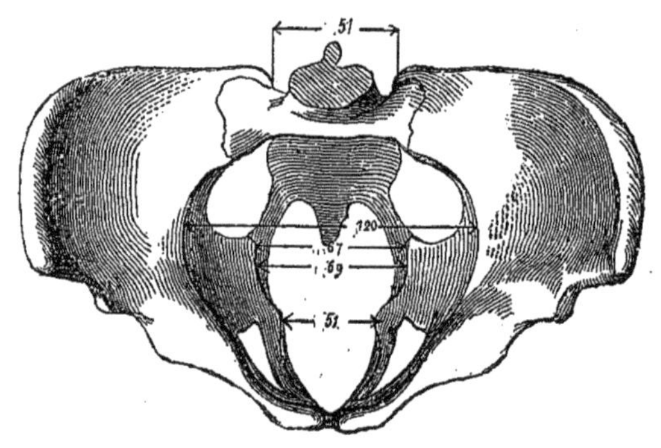

Excavation. — Distance du milieu de la symphyse à la 3e vertèbre sacrée, 11 cent.

Distance des centres cotyloïdiens, 9 cent.

Détroit inférieur. — Distance de la pointe du sacrum à la partie inférieure de la symphyse des pubis, 10 cent.

Distance de la pointe du coccyx au même point, 8 cent.

Distance des deux épines sciatiques, 6 cent. 7 millim.

Distance des deux tubérosités ischiatiques :

Maximum, partie postérieure, 6 cent. 9 millim.

Minimum, partie antérieure, 5 cent. 1 millim.

Le diamètre biischiatique dans l'état normal est égal en moyenne à 11 cent.

Le rétrécissement transversal du détroit inférieur est donc ici assez prononcé ; nous avons plutôt un allongement qu'un raccourcissement du diamètre antéro-postérieur du détroit supérieur, puisque celui-ci est égal à 13 cent. au lieu d'avoir 11 cent., ce qui est le chiffre moyen admis en pratique dans les bassins normaux ; c'est là un point très-important pour la pratique obstétricale.

On constate également une diminution de tous les diamètres transversaux du grand et du petit bassin; mais il est facile de voir que le rétrécissement est d'autant plus prononcé qu'on s'approche davantage du détroit inférieur, ce qui contribue à donner à ce bassin une forme en entonnoir toute caractéristique, mais il faut ajouter en entonnoir aplati latéralement.

DEUXIÈME PARTIE

Après avoir essayé de tracer d'une manière complète l'histoire anatomique et pathogénique du bassin cyphotique, il nous reste à montrer quelle est son importance au point de vue clinique, quels sont les signes qui permettent de le reconnaître pendant la vie ; à étudier quelle est son influence sur la marche de la grossesse et de l'accouchement, afin de pouvoir en poser les conséquences pronostiques et les indications thérapeutiques.

CHAPITRE PREMIER.

SIGNES.

Les rétrécissements cyphotiques du détroit inférieur ont été jusqu'à présent généralement méconnus et confondus avec d'autres vices de conformation ; le plus souvent, on attribuait la difficulté de l'accouchement à la bosse elle-même, sans analyser de quelle manière elle créait des entraves à l'expulsion du fœtus. C'est surtout par l'examen de la colonne vertébrale et par celui du bassin qu'on arrivera au diagnostic de la lésion qui nous occupe.

Les renseignements fournis par la femme ont une grande importance, parce qu'ils auront pour résultat d'attirer l'attention du côté du rachis. On devra, en effet, s'inquiéter si celui-ci n'a pas été à une époque plus ou moins éloignée le siége d'un mal de Pott de cause traumatique ou constitutionnelle.

La déviation angulaire de la colonne vertébrale sera d'autant plus prononcée que l'affection sera survenue à un âge moins avancé.

L'attitude du corps, l'inclinaison du tronc en avant, sa longueur comparée à celle des extrémités, sont des données d'une certaine valeur.

La taille a été trouvée notablement raccourcie dans toutes les observations.

1° Malade de M. Bailly, $1^{m},28$.

2° Malade de Moor, $1^{m},45$.

3° Malade de Schmeidler, $1^{m},28$.

4° Squelette de l'amphithéâtre des hôpitaux (cyphose lombo-sacrée), $1^{m},29$.

Conduit par ces diverses circonstances à examiner la colonne vertébrale, on la palpera, on la mesurera, on appréciera le nombre des vertèbres détruites, leur siége, l'ouverture de l'angle que forment les deux tronçons du rachis, et l'on fera toutes ces explorations, la malade étant successivement couchée, debout, assise, en marche, afin de se rendre un compte exact de toutes les particularités qu'elle présente.

Le point qu'occupe la cyphose n'est pas indifférent; plus il sera inférieur, plus la déformation consécutive du bassin sera importante. Il n'est pas inutile non plus de considérer la forme de la courbure rachidienne. Celle qui provient d'un ramollissement rachitique est plutôt ronde que pointue; du reste, dans ce cas, les membres et le thorax sont ordinairement atteints par le rachitisme et sont le siége des déformations caractéristiques de ce vice de développement du système osseux.

La cyphose, au lieu d'être simple, peut être compliquée de scoliose, de rachitisme ; elle peut coïncider avec certains vices de conformation du bassin, avec des affections de la hanche, etc. ; tous ces faits ne sont pas inutiles à observer, car nous avons vu, en décrivant les lésions anatomiques et la genèse du bassin cyphotique, que toutes ces influences altéraient son type, de manière à modifier les dimensions du détroit inférieur.

En palpant soigneusement la colonne vertébrale, on trouve que les apophyses épineuses correspondant aux corps vertébraux qui ont été détruits, sont conservées ; mais l'espace qui existe entre deux de ces apophyses consécutives a augmenté ; dans le cas de Schmeilder, cet espace était de 27 millimètres.

Le sacrum ne forme plus avec le rachis, lorsqu'il s'agit de cyphose lombo-sacrée, un angle ouvert en arrière, comme dans l'état normal, car il s'incline en bas et en avant, et la colonne vertébrale se redresse pour maintenir en équilibre le tronc dont la tendance à se porter en avant est très-prononcée.

Mais des renseignements plus précieux seront tirés de l'examen du bassin lui-même. On a souvent répété que les mesures extérieures sont sujettes à beaucoup de causes d'erreur ; sans vouloir le nier, nous pensons que les mesures des différents diamètres du bassin cyphotique acquerront une grande valeur par leur réunion et par leur comparaison, soit entre elles, soit avec celles des diamètres normaux correspondants.

Le diamètre antéro-postérieur du détroit supérieur mesuré extérieurement, c'est-à-dire la distance du sommet de l'apophyse épineuse de la première vertèbre sacrée à la partie supérieure de la symphyse, n'est pas diminué ; il est même plutôt augmenté. En effet, cette distance est égale : dans l'observation de M. Bailly à 19 c. 5 m., dans celle de Schmeidler à 21 c. 5 m., dans le bassin de Moor, mesuré à l'autopsie à 18 c. 5 m.; elle est donc plus grande que celle qui existe dans un bassin normal, si on adopte la moyenne de Schmeidler que je crois trop petite, 16 c. 3 m., et même si on la compare à la moyenne donnée par Cazeaux, 19 c.

Les épines iliaques antero-supérieures sont écartées ; leur distance a augmenté relativement à celle des crêtes. Par exemple, dans l'observation de M. Bailly : Distance des épines, 27 c.; distance des crêtes (milieux), 27 c.

Dans l'observation de Schmeidler : Diamètre épine 23 c.; diamètre crête, 21 c. 5 m.

Dans celle de Moor : Diamètre épine, 25 c.; diamètre crête, 27 c. 3 m.

On voit donc d'une manière générale que le *diamètre crête* diminue *relativement* au *diamètre épine ;* dans l'observation de M. Bailly, ces deux diamètres deviennent égaux ; dans le cas de Schmeidler leur rapport est inverse, c'est-à-dire que le diamètre épine est plus grand que le diamètre crête d'environ 40^{m}5 ; ou pour parler plus exactement, le diamètre épine a conservé à peu près sa longueur moyenne ; l'autre est plus petit d'environ 40^{mm}5. Peut-être pourrait-on expliquer l'allongement *relatif* du *diamètre épine,* par l'aplatissement latéral des fosses iliaques et le renversement en dehors de la partie antérieure des crêtes.

C'est encore au moyen de la mensuration externe que nous trouverons un écartement moins grand des épines iliaques postérieures et supérieures. Ce fait résulte des mesures que nous avons prises scientifiquement, mathématiquement sur les pièces anatomiques, et de celles qui ont été prises pendant la vie et que nous avons relatées dans les observations cliniques.

Mais nous arrivons au signe le plus important de l'histoire de ce bassin, c'est-à-dire au rétrécissement transversal du détroit inférieur. « On peut, dit Baudelocque, juger àpeu de chose près de l'étendue du diamètre du détroit inférieur en palpant extérieurement jusqu'à ce qu'on sente nettement les tubérosités ischiatiques, la pointe du coccyx et le bord inférieur de la symphyse.» M. Bailly, dans son observation, s'exprime de la façon suivante : « L'exploration du détroit inférieur me donna l'idée d'un rétrécissement notable de cet orifice. En effet, on en circonscrit le contour avec une facilité qui n'est point ordinaire. Les branches ischio-pubiennes, normalement obliques et divergentes, semblent être ici presque parallèles ; une faible distance les sépare à leur partie moyenne, et deux doigts rangés côte à côte trouveront à peine à se loger en ce point dans l'arcade pubienne. » Je conviens que la mesure du diamètre biischiatique est très-délicate à obtenir au moyen du compas de Baudelocque ; cependant, je crois, avec M. Bailly, qu'on peut, à l'aide de certaines précautions, la prendre d'une manière suffisamment exacte pour qu'elle serve de base à une décision opératoire.

Voici comment on peut procéder pour évaluer la largeur de ce diamètre :

A l'aide des indicateurs, l'accoucheur cherche à préciser la position du bord interne des tubérosités ischiatiques, la malade étant couchée sur le dos, les jambes écartées, le siége un peu élevée. Ces deux points trouvés, l'extrémité de l'ongle est maintenu immobile, et au moyen du compas de Baudelocque, un aide mesure l'intervalle des deux doigts.

Il est encore plus commode peut-être de faire mettre la femme sur les genoux, le tronc incliné en avant, de manière à faire saillir les ischions.

Nous avons employé, M. Bailly et moi, ces deux procédés chez la femme cyphotique, et chez dix malades, femmes prises au hasard dans le service de mon maître, M. le professeur Richet.

M. Bailly déterminant les bords internes des tubérosités ischiatiques, et, y fixant les doigts, je prenais la distance de ceux-ci. Nous trouvâmes dans le premier cas :

Bailly (bassin cyphotique) : 7 cent. 5 millim.; dans les dix autres bassins normaux entre 10 et 12 centimètres.

Répétant les mêmes procédés, comme contre-épreuve, M. Bailly tenant le compas de Baudelocque, pendant que je déterminais la position des bords internes des ischions, nous arrivâmes au même résultat.

Schmeidler admet que, dans un bassin normal, ce diamètre est égal à 11. c. 39 m.

Dans son bassin cyphotique, cette distance est égale à 5 c. 2 m.

Moor, écartement minimum (autopsie) : 4 c. 6 m.

Jenny, de Lucerne (autopsie) : 9 c. (1).

Avant de poser d'une manière définitive les indications d'une intervention obstétricale, il conviendrait de faire deux séries de mesures : les unes avec le compas de Baudelocque sur le bassin muni de parties molles, les autres

(1) Quant aux mesures prises directement sur les bassins des

sur le squelette du même bassin avec un compas ordinaire.

On obtiendrait ainsi une série de mesures comparatives, et en opérant sur un grand nombre de bassins, 100 par exemple, on pourrait déduire une *différence moyenne* entre le diamètre biischiatique, mesuré sur le vivant, et le même diamètre évalué d'une façon plus exacte sur le squelette.

On peut encore avoir recours à un pelvimètre qui vient d'être inventé par M. le professeur Depaul, dans le but d'évaluer le diamètre transversal du détroit inférieur, et la largeur de l'arcade pubienne aux différents points de sa hauteur.

Cet instrument, qui a été présenté par ce savant professeur à l'Académie de médecine, dans la séance du 11 août 1868, peut être à volonté un compas d'épaisseur et un compas d'écartement : dans le premier cas, il remplace avantageusement le compas de Baudelocque pour la mensuration externe du bassin et celle de la tête fœtale ; il peut servir à prendre les dimensions de l'utérus aux diverses époques de la grossesse et à constater son retrait après l'accouchement. En retournant les branches, on en fait un compas d'écartement, et c'est alors qu'on peut l'employer pour déterminer la distance qui existe entre les tubérosités sciatiques et les branches ischio-pubiennes à

musées Dupuytren et de l'amphithéâtre des hôpitaux, elles ont donné les résultats suivants :

Musée de l'amphithéâtre des Hôpitaux :

N° 658	6 c. 9 mm.
589	8 c. 0 mm.
553	7 c. 0 mm.

Musée Dupuytren :

N° 534 A. . . .	8 c. 0 mm.
536	8 c. 5 mm.

différentes hauteurs. Il est très-facile aussi de s'en servir pour mesurer le diamètre antéro-postérieur du détroit périnéal.

Une crémaillère mobile est disposée de manière à donner la mesure du rapprochement et celle de l'écartement; un petit coulant mobile ou graduateur indique dans toutes les positions le chiffre de la mensuration (1).

Du reste, pour que cette description soit plus claire, nous joignons ci-dessous le dessin de cet instrument, dans toutes ses positions, que nous devons à l'obligeance de M. Mathieu.

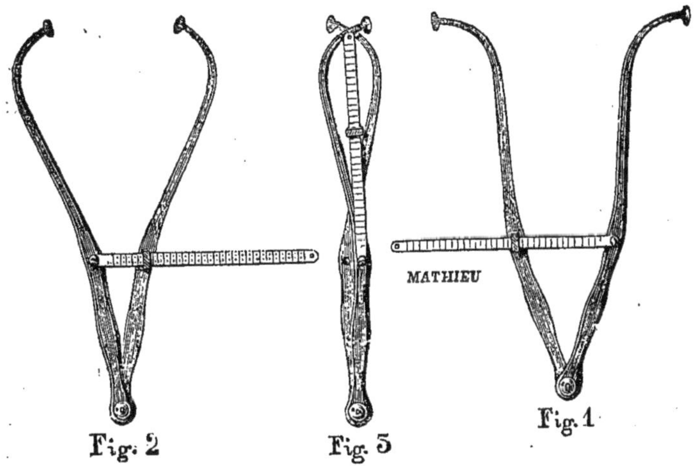

Fig. 2 Fig. 3 Fig. 1

Malheureusement, ce pelvimètre est quelquefois difficile à appliquer à cause de l'indocilité de la malade et surtout d'une sensibilité particulière du vagin, qui paraît propre au vice de conformation que nous décrivons, et qui a été signalé dans les observations de Moor et de M. Bailly.

Enfin, il existe encore un moyen bien simple d'évaluer approximativement le diamètre transverse du détroit péri-

(1) Gaz. des hôpitaux, 18 août 1868.

néal, ou tout au moins d'avoir une idée assez nette du rapprochement des ischions ; ce moyen, c'est le toucher vaginal, pratiqué d'une certaine façon. On pourra, en effet, en plaçant deux, trois doigts, ou davantage, l'un près de l'autre, dans l'intérieur du vagin, chercher soit au niveau des tubérosités ischiatiques, soit entre les branches pubiennes à une distance *déterminée* du sommet de l'arc, si ces deux, trois ou quatre doigts peuvent pénétrer jusqu'à la première ou deuxième phalange. Il sera possible, de cette façon d'avoir une idée du rétrécissement transversal, et même d'en obtenir une mesure approximative, surtout s'il est assez prononcé. Ce procédé a été mis en usage, comme nous l'avons vu, par MM. Bailly, Moor, Schmeidler, et cependant, il prête à la même objection que le précédent : l'introduction de plusieurs doigts dans le vagin doit être douloureuse pour la femme, quand ce canal est le siége d'une vive sensibilité.

Le toucher apprendra encore qu'il est impossible d'atteindre le promontoire, même avec le médius, ce qui n'a rien d'étonnant quand on se rappelle les chiffres qui représentent les diamètres sacro-sous-pubiens du détroit supérieur, que nous avons donnés dans la partie anatomique.

Quant au diamètre antéro-postérieur du détroit périnéal, on le trouve augmenté dans la cyphose dorso-lombaire, diminué dans la cyphose lombo-sacrée ; quand on a affaire à celle-ci, on atteint facilement la pointe du coccyx et celle du sacrum.

Le rapport entre le diamètre antéro-postérieur externe et le diamètre coccy-pubien du détroit périnéal augmente alors dans une proportion assez notable, ce qui indique la convergence anormale des parois antérieure et postérieure du bassin, de même que l'augmentation du rapport qui existe entre le diamètre transverse du détroit supérieur et le diamètre biischiatique indique la convergence exagérée des parois latérales; en un mot, nous avons affaire à un bassin infundibuliforme.

Il existe encore quelques signes qui peuvent mettre sur la voie du diagnostic de la forme particulière du bassin cyphotique. Ce sont les suivants :

Symétrie du bassin tout entier, quand la cyphose n'est pas compliquée de rachitisme ou de lésion unilatérale ;

Diminution du diamètre intertrochantérien ;

Hauteur et solidité de la symphyse ;

Position spéciale de l'orifice vulvaire.

La diminution du diamètre intertrochantérien est un fait d'une grande importance, car, jusqu'à présent, il a été trouvé seulement dans les bassins rétrécis transversalement au niveau du détroit inférieur. D'après Schmeidler, ce diamètre à l'état normal serait égal à 29 c. 7 mm. Dans le bassin cyphotique que cet auteur a décrit, le même diamètre était égal à 24 c. 3 mm. Dans l'observation de Grenser, qui insiste sur ce fait et sur son utilité diagnostique, ce diamètre est égal à 26 c. 3 mm.,

Kirchhoffer : *d* = 25 c.
Robert : *d* = 23 c.
Spæth : *d* = 27 c.

La symphyse a été généralement trouvée plus haute que dans l'état normal, solide, comme épaissie, et un peu projetée en avant. Dans le cas de Schmeidler, cette hauteur était de 55 millim., au lieu de 38 millim., qui est la mesure normale moyenne. Il est juste de dire que dans les autres observations nous avons trouvé des chiffres moins élevés.

Enfin, le canal pelvien éprouve sur les têtes fémorales

un mouvement d'extension dont l'effet est de rapprocher de la verticale l'axe du détroit supérieur et de reporter en avant et en haut l'orifice valvulaire qui, comme M. Bailly l'a constaté, est plus apparent que de coutume.

La forme du ventre présente quelques particularités importantes à signaler :

Au lieu de retomber sur les cuisses, comme chez les femmes petites et dont les parois abdominales ont été développées outre mesure par la grossesse, il reste horizontal pendant la station et forme une proéminence considérable. Cette forme de ventre est peut-être due à ce que l'utérus peut s'accroître plus facilement en arrière par suite de l'excavation que lui fournit la cyphose dorso-lombaire, et peut-être aussi à ce que le segment inférieur de cet organe peut-être aplati verticalement entre la branche horizontale du pubis et la base du thorax. Cependant nous devons dire que le ventre est quelquefois pendant en avant ; ce fait a été signalé dans l'observation de Hugenberger, et surtout dans celle de Birnbaum où l'utérus était presque extra-abdominal.

CHAPITRE II.

DIAGNOSTIC.

Nous croyons que l'ensemble des signes que nous venons d'énumérer ne permettra pas de méconnaître le vice spécial de conformation du bassin, que nous avons désigné sous le nom de *rétrécissement cyphotique*. Il est cependant intéressant de rechercher avec quel autre mode de déformation pelvienne on pourrait le confondre, en un mot d'en faire le diagnostic différentiel.

Une confusion pourrait en être faite avec certaines espèces de bassins également rétrécis dans le sens transversal, mais dont le rétrécissement reconnaît d'autres causes que la cyphose.

1° *Ostéomalacie.* — Les renseignements pris au lit de la malade suffiront souvent pour faire distinguer le bassin cyphotique du bassin ostéomalacique. Tandis que le premier s'est développé dans la jeunesse, et même dans l'enfance, qu'on le trouve aussi bien chez les primipares que chez les multipares, le second ne se montre en général qu'à un âge où la femme a passé la puberté, car il est ordinairement le résultat d'une grossesse antécédente, d'un alitement prolongé nécessité par des suites de couches pénibles, ou une affection chronique.

Dans le bassin cyphotique, il existe une courbure angulaire à concavité antérieure de la colonne vertébrale qui est caractéristique.

Dans l'ostéomalacie, la déformation n'atteint pas seulement le bassin et la colonne vertébrale dont la déviation est à grande courbure, mais elle envahit encore, dans beaucoup de cas, les os des membres, de la cage thoracique, en un mot du squelette tout entier. Ceux-ci deviennent sensibles à la moindre pression, et peuvent, en se ramollissant, subir des incurvations plus ou moins prononcées. Mais l'examen du bassin lui-même, soit extérieurement, soit par le toucher vaginal, montre des différences tranchées entre l'ostéomalacie et la cyphose.

Dans le bassin ostéomalacique, le sacrum est en général fortement courbé; sa face postérieure peut être facilement contournée, surtout chez les individus maigres, et l'on constate alors qu'elle est très-convexe; l'ensemble des fausses vertèbres sacrées inférieures et coccygiennes est fortement projeté dans l'intérieur du bassin.

Dans le rétrécissement cyphotique, le sacrum, au contraire, est étendu, aplati; sa convexité postérieure disparaît complétement, ce qui se constate à la simple inspection du rachis dans sa partie inférieure; son excavation intérieure ne se retrouve plus quand on pratique le toucher vaginal.

Dans le bassin ostéomalacique, la colonne vertébrale à l'union de la première lombaire et de la dernière dorsale s'affaisse au lieu de se redresser; la pointe du sacrum et le promontoire sont donc rapprochés l'un de l'autre. C'est encore le contraire dans le bassin cyphotique. Dans l'ostéomalacie, les crêtes iliaques sont tellement tournées en dedans qu'on les a comparées à des cornets d'oublies; dans la cyphose, ces crêtes sont au contraire tournées plus en dehors que dans l'état norm al

Dans l'ostéomalacie, la symphyse des pubis est fortement projetée en avant, en forme de bec de corbeau; les branches du pubis sont fortement rapprochées l'une de l'autre, particulièrement au niveau de la synostose pubio-ischiatique, d'où la forme en *trou de clef* du rétrécissement de l'arc du pubis, le plus souvent asymétrique.

Dans la cyphose, la symphyse des pubis est aussi un peu projetée en avant, mais bien moins que dans le bassin ostéomalacique; en outre, la symétrie caractérise la déformation que nous étudions; celle-ci ne devient irrégulière, asymétrique, que si la déviation vertébrale se complique d'autres lésions, comme nous l'avons montré dans la première partie de notre thèse, par des observations anatomiques.

Si l'on rencontre de la mobilité dans le bassin ostéomalacique, celle-ci doit être attribuée ordinairement à la flexibilité des os eux-mêmes; on ne la confondra donc pas avec celle qui est due au relâchement des symphyses qui a été observée dans le bassin cyphotique décrit par Moor. Cependant, il est nécessaire d'ajouter que plusieurs auteurs, entre autres Litzmann, Breslau, ont rencontré et signalé, dans des cas d'ostéomalacie, un ramollissement ou relâchement des ligaments des symphyses sacro-iliaques et pubiennes. Toutes ces différences suffiront donc pour faire distinguer le bassin cyphotique du bassin ostéomalacique, quoique tous deux aient pour caractère commun le rétrécissement transversal du détroit inférieur.

2°. *Rachitisme.* — Quant au bassin rachitique, nous n'avons pas à le distinguer du bassin cyphotique. Nous avons déjà démontré que la forme de ces deux bassins était pour ainsi dire inverse. Du reste, pour en acquérir une conviction certaine, il suffit, d'une part, de se rappeler la description que nous avons donnée du second, et, d'autre part, de lire la note que M. Tarnier a ajoutée à l'ouvrage de Cazeaux, sur les caractères du bassin rachitique.

« En résumé, le rachitisme altère le bassin de deux façons différentes :

Par déformation des os;

Par arrêt de développement.

Les caractères les plus frappants d'un bassin rachitique sont les suivants :

1° Le *diamètre antéro-postérieur du détroit supérieur est toujours diminué d'étendue;* le plus souvent, il en est de même pour le diamètre oblique. Le diamètre transverse est moins fréquemment rétréci ; quelquefois il est normal ou même augmenté.

2° La courbure du sacrum est diminuée.

3° Les diamètres du détroit inférieur sont pour la plupart normaux, et, dans un certain nombre de cas, le *diamètre transversal est plus grand.*

4° L'angle formé par l'arcade pubienne est élargi.

III. Nous avons maintenant à distinguer le bassin cyphotique du bassin rétréci transversalement d'une manière uniforme, qui a pour type le bassin de Robert. Le détroit inférieur ressemble beaucoup à celui de notre bassin : on y trouve en effet un rétrécissement transversal régulier, sans incurvation marquée des branches du pubis. Mais ce qui fait la distinction, c'est que, dans le bassin rétréci transversalement, indépendamment de la cyphose, les dimensions transversales diminuent progressivement de haut en bas, depuis le grand bassin jusqu'au détroit inférieur de l'excavation. Aussi, l'on trouve un rapprochement des crêtes iliaques, des épines iliaques antérieures (supérieures et inférieures), etc. Enfin, il n'y a pas de déviation vertébrale, pas de diminution de la taille.

IV. Dans l'atlas de Tarnier, Lenoir et Sée, nous trouvons décrit un bassin qui a une grande ressemblance avec le nôtre, et qui se trouve, d'après ces auteurs, figuré dans l'atlas de Busch. Il est désigné sous le nom de *bassin en entonnoir partiellement trop petit*, au niveau du détroit inférieur, où tous les diamètres sont réduits d'un pouce, par suite du renversement en dehors des deux tubérosités de l'ischion, et du rétrécissement de l'arcade des pubis.

Les auteurs ajoutent : « On n'a pas encore noté si ce rétrécissement partiel se rencontrait plus souvent sur les femmes de petite taille que sur celles de taille moyenne et au-dessus. »

Quant à sa cause, nous sommes assez disposé à voir dans ce bassin, sinon un arrêt de développement des os, au moins la persistance d'une conformation propre à l'enfance.

Par conséquent, nous aurons encore dans ce fait des éléments de diagnostic : nous avons vu en effet que, dans le bassin cyphotique, le rétrécissement transversal du détroit inférieur était le résultat de mouvements de rotation du sacrum et des os coxaux, qui amenaient des changements dans les dimensions du détroit supérieur, et en particulier dans la longueur du diamètre antéro-postérieur, dans l'écartement des épines iliaques antérieures et postérieures. Outre que tous ces changements n'existent pas dans le bassin partiellement trop petit, il y manque, et ceci est caractéristique, l'aplatissement du sacrum et la déviation de la colonne vertébrale.

V. C'est encore l'existence de la cyphose qui empêchera de confondre le bassin qui fait l'objet de notre étude avec le bassin uniformément rétréci, sans courbure ni déformation des os, de Nægele. Celui-ci ressemble, en effet, pour la régularité, à un bassin de femme bien conformé; mais les dimensions de tous ses diamètres ont été réduites, et le rétrécissement de sa cavité intérieure est général et régulier. Nous avons vu un exemple de bassin uniformément rétréci, déformé au niveau du détroit inférieur par suite d'une cyphose vertébrale. Rien n'empêche, en effet, l'existence simultanée de ces deux vices de conformation.

VI. Enfin, nous devons seulement mentionner ici le

bassin spondylolisthésique décrit par Kilian, de Bonn, parce que ce bassin reconnaît pour cause, comme le bassin cyphotique, une carie de la colonne vertébrale au niveau de la région lombo-sacrée (du moins c'est ce qu'ont admis jusqu'à présent la plupart des auteurs). Mais nous allons voir immédiatement que les caractères de ces deux bassins sont pour ainsi dire inverses. En effet, tandis que nous trouvons, dans le rétrécissement cyphotique, un effacement du promontoire, une augmentation du diamètre antéro-postérieur du détroit superieur, nous trouvons chez le premier un déplacement de la colonne lombaire sur le sacrum, une incurvation en avant plus grande que dans l'état normal, un rétrécissement plus ou moins grand de l'excavation et des deux détroits, et pour ainsi dire une obstruction de l'aire du détroit supérieur par la partie inférieure du rachis.

Enfin, il est des cas où il n'y a pas de vice de conformation du bassin, et où, cependant, l'on peut croire à un rétrécissement transversal de ce canal.

C'est ce qui arrive, par exemple, quand une tumeur d'une certaine dureté, soit osseuse, soit fibreuse, ou de toute autre nature, vient obstruer l'aire du détroit inférieur. Il s'est passé l'année dernière, à la Clinique, dans le service de M. Depaul, un fait analogue, dans lequel une tumeur fibreuse utérine appliquée sur la face interne d'un des ischions, simulait un rétrécissement du diamètre bi-ischiatique.

Voici, du reste, l'observation de ce fait intéressant, que je dois à l'extrême obligeance de M. le professeur Depaul.

Observation VI.

Tumeur fibreuse, simulant un rétrécissement du détroit inférieur.

L. Grivaux, femme Grison, 34 ans, couturière, entre le 1er mars 1868, au n° 15 de la salle d'accouchement de l'hôpital des Cliniques.

C'est une femme très-grasse, extrêmement forte ; systèmes adipeux et musculaire très-développés ; taille au-dessus de la moyenne ; — ne présente aucune trace de rachitisme, ne boîte pas.

Réglée à 15 ans, très-régulièrement quatre jours par mois.

Mariée à 22 ans. — Dès les premiers jours de son mariage, les rapports conjugaux n'ont pu avoir lieu normalement, ils étaient extrêmement difficiles et douloureux. Elle était obligée de se mettre dans la position d'une femme que l'on examine au spéculum, le siége au bord du lit, les jambes écartées, les pieds sur deux chaises, et le mari debout.

L'intromission n'a jamais pu être complète ; et les douleurs que les tentatives déterminaient, étaient telles ajoute-t-elle, que le désir d'avoir un enfant pouvait seul la déterminer à les subir.

Le 25 mai 1867 les règles se suppriment; quelques jours après elle est prise de nausées et de vomissements.

Elle entre aujourd'hui à l'hôpital, parce que depuis le mois de février, ses jambes et son ventre sont œdématiés et très-douloureux. Les jambes, les cuisses, les parois abdominales sont en effet très-infiltrées; pas d'albumine dans les urines.

L'utérus remonte jusqu'à deux travers de doigt au-dessous du creux épigastrique. On sent, au palper, des parties fœtales difficiles à déterminer. Au niveau du détroit supérieur, on sent une partie dure, ronde, qui paraît être la tête. OEdème sus pubien très-prononcé; maximum des battements du cœur à droite, dans la moitié inférieure de l'utérus.

Les parties génitales externes fort épaisses, ne présentent rien d'anormal dans leur conformation ; seulement l'orifice vaginal paraît très-enfoncé, et dirigé un peu plus en arrière que d'habitude.

L'introduction du doigt fait constater un resserrement très-notable du conduit vaginal ; il semble que les deux branches du pubis aient subi un enfoncement latéral qui les ait fait converger l'une vers l'autre, surtout du côté droit ; aucune trace de rachitisme du côté des membres.

Une fois cet obstacle franchi, on arrive dans la partie postérieure du bassin qui est large, et dans lequel le doigt manœuvre librement. Il semble que la symphyse soit reportée en arrière, et inclinée d'avant en arrière plus que de coutume ; les mouvements du doigt sont plus libres à gauche qu'à droite, comme si la déformation était plus prononcée à droite qu'à gauche. Elle paraît en même temps plus haute.

L'obstacle paraît donc exclusivement limité au détroit inférieur.

On cherche, à l'aide de la pelvimétrie, à mesurer les diamètres du bassin et des deux détroits, mais l'embonpoint de la femme est tel que ces mesures sont parfaitement inutiles.

Le col, petit, pointu, est dans l'axe du vagin ; il semble que le segment inférieur de la matrice, que l'on a peine à atteindre, soit occupé par une masse ronde et dure que l'on ne peut déplacer. Il faut introduire le doigt fort loin pour constater ces phénomènes.

Jusqu'au 5 mars, la femme reste dans les mêmes conditions ; le 5, de grand matin, elle ressent les premières douleurs.

6 *mars*. Rupture spontanée des membranes, à 6 heures du matin, le col est alors dilaté comme une pièce de 2 francs, souple ; la tête profondément engagée, arrive jusque sur le détroit inférieur où elle est arrêtée.

A une heure, le col est dans le même état, la bosse sanguine plus forte. Enfant vivant, battements du cœur à droite. Les douleurs ont continué toute la journée du 6, et la nuit du 6 au 7.

Le 7. A minuit, même état ; enfant vivant.

A sept heures du matin, le col se dilate davantage.

A neuf heures, la dilatation sans être complète, est assez grande pour que l'on puisse intervenir, et M. Depaul tente une application de forceps.

Battements du cœur très-nets ; tête en occipito-iliaque droite postérieure.

M. Depaul fait une première application de forceps pour ramener l'occiput en avant, ce qui se fait sans trop de difficultés. Puis, il fait une seconde application directe. Il tire seul d'abord ; résistance considérable. Il se fait alors aider par son chef de clinique, M. Charpentier, et grâce à ces tractions énergiques, il extrait à 9 heures 1/4, un enfant qui est atteint de paralysie faciale, et d'une contusion de l'œil du côté droit.

C'est un garçon qui pèse 3,600 grammes ; longueur du cordon, 66 centimètres.

L'enfant présente, au niveau de sa bosse sanguine, une tuméfaction limitée, qui semble un céphalœmatome en voie de formation ; il y a sur un point une fluctuation très-évidente. Cette petite tumeur se limite de plus en plus, et le 12 mars, on sent très-nettement un bourrelet circonscrivant la tumeur qui reste fluctuante à son centre. Plaie à la joue gauche déterminée par le forceps ; paralysie faciale, contusion de l'œil, ophthalmie ; tous ces accidents vont en s'améliorant, et le 14 mars l'enfant part en nourrice.

Revenons à la mère.

Le 9. Le matin le pouls est à 84 ; ventre souple, en bon état ; à midi l'enfant tète.

Le 10. Même état ; on est obligé de sonder la femme.

Dans la journée, elle est prise d'oppression, de dyspnée, de crampes d'estomac, qui cèdent à une tasse de thé. Pouls à 80, selle régulière, utérus indolore.

Le 11. Rien encore aux seins ; douleur assez vive, au niveau de l'aine droite ; pouls à 84. Elle n'urine toujours pas seule.

Les 12-13. Même état.

Le 14. Hier soir, elle a été prise d'oppression, de spasmes, le ventre indolore et souple. Cette nuit, un grand frisson qui a duré plus de trois quarts d'heure. Aucune manifestation du côté des seins ; pouls à 120.

Prescription : Huile de ricin, 20 gr.; julep antispasmodique; bouillon.

Le soir, oppression très-considérable ; face très-altérée, très-pâle, légèrement bouffie ; pouls à 120. Pas de toux ni de battements de cœur; ballonnement et douleur du ventre. Une seule garde-robe; pas de nausées ni de vomissements.

Prescription : Frictions belladonées, cataplasmes, julep diacodé, une pilule extrait thébaïque.

Le 15. Même état du ventre ; état général moins satisfaisant encore, pouls à 124. Ballonnements; et sensibilité du ventre généralisé; nausées, vomissements, diarrhée, langue chargée, oppression considérable.

Prescription : 20 sangsues. Cataplasmes ; frictions avec onguent napolitain ; julep diacodé; 2 pilules extrait thébaïque; bouillon.

Le 16. Malgré nos observations, la malade veut s'en aller; et le 17, elle rentre à l'hôpital de la Charité où elle meurt le lendemain.

Autopsie. — Métro-péritonite généralisée ; pus et flocons purulents dans la cavité péritonéale.

Le rétrécissement du détroit inférieur n'existe pas en réalité; les deux pubis et l'arcade pubienne n'ont rien d'anormal. Les deux branches ischio-pubiennes sont régulières, et pourtant le détroit inférieur est rétréci de la façon suivante :

En avant et en arrière du col utérin, au niveau de l'union du corps avec le col, existent deux tumeurs fibreuses, du volume d'une grosse noix ; celle qui est en arrière est plus molle et n'offre rien de particulier.

Celle qui est en avant, dure comme du tissu osseux, est étranglée à sa base par une sorte de pédicule. Elle est accolée à la partie postérieure de la branche ischio-pubienne droite, sur laquelle elle a creusé une dépression ; elle y est comme enchâssée, aplatie entre la branche et le col utérin, et semble faire corps avec l'os, de sorte que le doigt introduit, rencontre cette tumeur qui rétrécit ainsi le détroit inférieur.

VIII. Réciproquement on peut confondre une résistance énergique du périnée avec un rétrécissement du détroit inférieur. Il est en effet fréquent, dit Cazeaux, de voir, surtout chez les primipares fortes et bien musclées, le travail marcher régulièrement, la tête franchir le col, descendre dans l'excavation jusqu'à ce qu'elle repose sur le plancher du bassin, puis tout à coup être complétement arrêtée ; malgré la violence des contractions utérines, la tête peut rester là pendant plusieurs heures sans avancer d'un millimètre. Ce qui éloignera dans ce cas de l'idée d'un rétrécissement transversal du détroit inferieur, et en particulier d'un rétrécissement cyphotique, c'est l'examen général de la malade, c'est l'aspect extérieur du bassin et de la colonne vertébrale, c'est enfin la mensuration externe.

CHAPITRE III.

MARCHE DE LA GROSSESSE ET DE L'ACCOUCHEMENT.

Examinons maintenant quelles modifications impriment à la marche de la grossesse et de l'accouchement les déformations cyphotiques du bassin et du tronc tout entier.

1° *Marche de la grossesse.* — Il est un fait très-important en pratique et sur lequel je désire appeler l'attention : c'est le suivant : un grand nombre de femmes ayant une gibbosité par cyphose de la partie inférieure du rachis, accouchent avant terme, soit parce que le travail se déclare prématurément par les seuls efforts de la nature, soit parce que l'art est obligé d'intervenir à cause des dangers que court la femme enceinte en dehors même du vice de conformation du bassin. Ces dangers ont leur source dans la compression de l'utérus qui est logé, entre les fausses côtes et les crêtes iliaques, dans un espace trop restreint, dont le développement ne peut se faire qu'avec une extrême difficulté, et détermine des douleurs, des accès d'oppression qui vont jusqu'à l'orthopnée et font courir à la femme enceinte des risques d'asphyxie.

Dans l'observation de M. Bailly, on voit que cet accoucheur distingué avait pris la décision d'interrompre la grossesse vers sept mois et demi, en considération du rétrécissement seul ; mais des accidents imprévus l'obligèrent à devancer ce terme. En effet, « la compression exercée par l'utérus sur les parties environnantes, dit M. Bailly, avait produit dans les principales fonctions des troubles considérables et un état de malaise qui ne paraissaient pouvoir se prolonger impunément. Mme L... vomissait tous ses aliments; elle vivait dans un état d'angoisse et de dyspnée continuel; le moindre exercice déterminait une suffocation véritable et des douleurs très-pénibles dans l'abdomen. »

Ce qu'il faut encore remarquer, c'est la fréquence de la position postérieure du dos du fœtus dans les différentes présentations. Nous trouvons ce fait signalé deux fois dans l'observation de Hugenberger. Il s'agissait dans un cas d'une O. I. D. P.; dans l'autre, d'une O, I. G. P. Dans l'observation de Schmeidler, l'occiput était également en arrière et à gauche. Dans le bassin de Zürich, décrit par Moor, le dos était en arrière dans un cas de présentation de la face, et dans un autre accouchement où l'extrémité pelvienne décomplétée se présentait, les orteils tournés en avant. M. Hugenberger attribue cette fréquence à l'étroitesse du ventre, et aussi à la lordose compensatrice qui exerce son influence non-seulement sur la forme de l'abdomen, mais sur celle de l'utérus; cet organe ne trouvant pas dans la cavité rétrécie du ventre un espace suffisant pour son développement final, son fond est obligé de s'incliner en avant vers la symphyse. La position du fœtus paraît être la conséquence de cette forme particulière que prend la matrice; on conçoit, en effet, que si le fœtus devait occuper la position opposée, ses mouvements seraient très-gênés.

2° *Mécanisme de l'accouchement dans le cas de rétrécisse-cissement cyphotique.* — Les grandes dimensions relatives du détroit supérieur, dans le sens antéro-postérieur, le rétrécissement transversal du détroit inférieur doivent, on le comprend facilement, imprimer des modifications sérieuses au mécanisme normal de l'accouchement. Supposons d'abord qu'il s'agisse d'une présentation du sommet; le crâne du fœtus ne prendpas une position oblique, comme dans un bassin normal, ou transversale comme dans un bassin rachitique, mais il prendra une position directe pour s'adapter à la direction du plus grand diamètre de l'entrée du bassin, qui est alors antéro-postérieure. Dans cette position, quand les contractions apparaîtront, l'utérus et l'enfant seront soulevés, puis celui-ci retombera dans sa position primitive, la tête s'engagera dans l'excavation, sans difficulté, jusqu'au détroit inférieur où elle va seulement rencontrer des obstacles sérieux; on peut se convaincre de l'existence de ces phénomènes par le toucher vaginal en suivant les diverses périodes du travail; on peut encore les vérifier sur le squelette des bassins cyphotiques que nous avons décrits. Il peut arriver dans certains cas que le ventre soit tellement incliné en avant que l'utérus est extra-abdominal; soulevé par les contractions de la matrice, le fœtus peut prendre une position occipitale antérieure ou même transversale, et alors la tête glisse d'avant en arrière au-dessus de la symphyse pubienne et pénètre dans l'excavation; mais ces cas sont exceptionnels.

On voit donc qu'en général les choses se passent bien différemment dans ces bassins et dans ceux des rachitiques. Dans ces derniers, en effet, la partie fœtale tend à se placer transversalement et se trouve arrêtée au détroit supérieur ; elle est très-mobile au début, ne pouvant franchir l'obstacle et s'engager dans l'excavation; mais si elle peut en triompher à un moment donné, l'accouchement est facile et marche rapidement.

Ici, au contraire, le cours de l'accouchement ne devient anormal, d'une manière sérieuse, qu'à une époque assez avancée du travail, au moment où l'accoucheur, qui a méconnu le rétrécissement transversal du détroit inférieur, croit que l'expulsion du fœtus va se terminer dans un bref délai. Ce rétrécissement est le point le plus important de l'histoire de ce bassin, en ce qui tient à la pratique; aussi, pour apprécier son influence par des faits plus nombreux, nous joindrons aux cas de MM. Bailly, Moor, Schmeidler, Jenny, où le rétrécissement était cyphotique, les cas de MM. Robert, Kirchoffer, Seyfert, Lambl, Birnbaùm, Hübner, Frickhôfer et Genth, Spœth, etc., où d'autres causes avaient donné lieu à un rétrécissement semblable.

De l'examen de ces divers faits, il résulte que les temps d'engagement et de descente s'exécutent facilement; le troisième temps, ou temps de rotation interne, n'a pas lieu le plus souvent, et n'a pas de raison d'être, puisque, dans la plupart des cas, le plus grand diamètre de la partie fœtale qui se présente se trouve naturellement en rapport avec le diamètre coccy-pubien du détroit inférieur, sans changer la direction qu'il affectait depuis le détroit supérieur.

Quant au dégagement, il va présenter des difficultés variables, suivant le degré du rétrécissement, suivant la présentation, le volume de l'enfant, suivant certaines circonstances particulières. Mais ce qu'il faut savoir, c'est que toutes les conditions défavorables, se trouvent concentrées au détroit inférieur ; le rapprochement et la rotation en dedans des branches du pubis, le rapprochement des ischions; des épines sciatiques, et enfin une étroitesse anormale du diamètre coccy-pubien sont des obstacles accumulés à l'issue du bassin que la partie fœtale ne pourra franchir si la grossesse parvient à son terme, à moins qu'il ne survienne quelque phénomène imprévu et favorable, comme le ramollissement, la mobilité des articulations du bassin, permettant l'écartement des pièces osseuses dont il est formé. Le fait a été constaté par Moor; d'après l'observation du même auteur, la présentation de la face paraît plus favorable que celle du sommet.

L'accouchement spontané put avoir lieu dans ce cas; l'explication suivante rendra, je crois, un compte assez astisfaisant du mécanisme qui le produisit.

S'il s'agit d'une mento-iliaque anérieure droiteou gauche, en un mot, si le front est tourné en arrière et le menton en avant, on conçoit sans peine que le dégagement se fera plus facilement que si l'occiput occupait la même position; il suffit, pour cela, de considérer le changement de forme du bassin, et en particulier l'étroitesse de l'arc du pubis.

La partie la plus mince de la face, la pointe du menton vient se placer sous cet arc, et la partie fœtale finit par s'adapter progressivement à la filière du détroit inférieur. S'il s'agit d'une présentation de l'extrémité pelvienne, le diamètre bisacromial du fœtus se met successivement en rapport avec les diamètres directs du bassin de la mère, et si le dégagement du tronc peut se faire malgré le rétrécissement biischiatique, les difficultés deviennent insurmontables, au moment du passage de la tête, comme dansla présentation du sommet.

CHAPITRE IV. — TABLEAU.

RÉTRÉCISSEMENTS TRANSVERSAUX DU DÉTROIT INFÉRIEUR INDÉPENDANTS DE LA CYPHOSE.

(Bassins dits en entonnoir avec synostose des symphyses sacro-iliaques.)

Noms des Observateurs.	Nombre des accouchements.	Degré de rétrécissement.	Volume du fœtus.	Opération.	Sort de la mère.	Sort de l'enfant.	Observations.
1. Robert I (autopsie).......	1	47 mm	A terme.	Opération césarienne.	Mort.	Mort.	Présentation de l'épaule.
2. Robert II (Paul Dubois) (autopsie)................	1	60 mm	A terme.	Opération césarienne.	Mort.	Vivant.	(Le diamètre antéro-postérieur du détroit supérieur avait 10 centimètres.)
3. Lambl (Seyfert) (autopsie)....................	1	60 mm	36e semaine.	Tentatives d'application de forceps, crâniotomie et céphalotripsie.	Mort.	Mort.	Présentation du sommet.
4. Spœth (autopsie).........	1	95 mm	A terme.	Forceps.	Mort.	Mort.	Sommet.
5. Frickhofer................	1	81 mm	A terme.	Crâniotomie et céphalotripsie.	Guérison.	Mort.	Sommet.
6. Hubner (autopsie)........	1	81 mm	35e ou 36e semaine	Accouchement prématuré artificiel, puis extraction du tronc. Crâniotomie et céphalotripsie sur la tête arrêtée au détroit inférieur.	Mort.	Mort.	Présentation pelvienne décomplétée.
7. Kirchhoffer (autopsie). ...	1	27 mm	A terme.	Opération césarienne.	Mort.	Vivant.	
8. Grenser....................	1	58 mm	A terme.	Crâniotomie et céphalotripsie.	Guérison.	Mort.	Nécrose de l'ischion droit.

RÉTRÉCISSEMENTS TRANSVERSAUX DU DÉTROIT INFÉRIEUR LIÉS A LA CYPHOSE.

Noms des Observateurs.	Nombre des accouchements.	Degré de rétrécissement.	Volume du fœtus.	Opération.	Sort de la mère.	Sort de l'enfant.	Observations.
9. Moor (Zurich) (autopsie)	1er accouchement	47 mm à 63 mm	A terme ?	Forceps.	Guérison.	Vivant.	Sommet. — Ce qu'il faut noter de particulier, c'est une sensibilité très-vive du vagin, et une mobilité tout à fait anormale des articulations du bassin. Rupture de l'utérus.
	2e »		35e semaine.	Accouchement prématuré.	Guérison.	Mort.	Pieds....
	3e »		A terme.		Guérison.	Vivant.	Face.....
	4e »		7 mois à 7 m 1/2.		Mort.	Mort.	Crâne....
10. Schmeidler (Breslau)...	1	50 mm	A terme.	Perforation et extraction avec crochets.	Guérison.	Mort.	Sommet.
11. Birnbaum..................	1er accouchement.	Rétrécissement indiqué mais non mesuré.	A terme (moyenne grosseur).	Forceps.	Guérison.	Mort.	Sommet. O. I. P. Fracture du crâne (pariétal droit).
	2e »		A terme.	Forceps.	Guérison.	Mort.	Sommet. O. I. A. Fissure du pariétal droit.
12. Hugenberger (autopsie) Saint-Pétersburg........	1er accouchement	85 mm	A terme ?	O	Guérison.	Vivant.	
	2e »		A terme ?	O	Guérison	Vivant.	
	3e »		A terme (moy. gr.)	Forceps.	Guérison.	Vivant.	Enclavement de la tête.
	4e »		Id.	Forceps.	Mort.	Vivant.	Enclavement S. (O. P.)
13. Bailly (Paris)............	1er accouchement		6 mois 1/2.	Accouchement provoqué.	Guérison.	Mort.	Sommet.
	2e »		6 mois 1/2.	Accouchement provoqué.	Guérison.	Mort.	Siége.
	3e »	75 mm	7 mois.	Accouchement prématuré artificiel.	Guérison.	Mort.	Sommet. Vive sensibilité du vagin.
14. Jenny (Lucerne) autopsie........................	1	90 mm	A terme.	Opération césarienne.	Mort.	Vivant.	Cas compliqué. Rétréci dans toutes les dimensions.
Total : 14 cas.	23 accouch.	—	16 à terme.	Total....	9 morts.	14 m.	8

PRONOSTIC.

Nous avons vu que, chez les femmes atteintes de déformations cyphotiques, la grossesse est menacée de ne pas atteindre son terme naturel.

Étudions maintenant le pronostic de l'accouchement lui-même. Ici encore, nous joindrons aux faits de rétrécissement cyphotique ceux où d'autres causes avaient produit des déformations identiques.

Le pronostic varie évidemment selon le degré du rétrécissement et le volume du fœtus ; il est généralement sérieux, ainsi que le montre le relevé ci-dessus

Sur 14 femmes et 23 accouchements, dont 16 à terme, il y a eu 9 décès pour les mères et 14 pour les enfants. Le pronostic est donc généralement grave. Quelques circonstances peuvent le modifier et en atténuer la gravité. Nous avons vu que la présentation de la face pouvait être considérée comme un fait heureux. La mobilité des articulations du bassin, et en particulier de la symphyse des pubis favoriserait beaucoup l'accouchement, comme cela a eu lieu dans le cas de Moor.

Cet accoucheur avait eu le tort de croire que cette mobilité des symphyses était le règle dans les bassins cyphotiques, car elle n'existait ni chez la malade de M. Bailly, ni chez celle de Schmeidler. Nous ne la trouvons pas signalée non plus dans l'observation de Hugenberger.

CHAPITRE V.

TRAITEMENT.

Quelle conduite doit tenir l'accoucheur en présence d'une pareille espèce de rétrécissement?

Outre les lois générales qui président au choix d'un procédé opératoire dans les vices de conformation du bassin, il est bien évident que l'intervention obstétricale doit ici s'adapter aux particularités que présente le canal pelvien.

En effet, la partie fœtale qui se présente descend assez rapidement sur le plancher du bassin dans une direction antéro-postérieure.

Une espèce d'enclavement commence au niveau du détroit inférieur, et sans une circonstance rare, on pourrait même dire exceptionnelle, la mobilité, le relâchement des articulations, l'accouchement ne se fera pas spontanément. Il faut donc avoir recours à une opération.

L'instrument qui se présente naturellement à l'esprit est le forceps ; et cependant, on peut dire que nous avons sous les yeux un cas de dystocie dans lequel cet instrument rend certainement moins de services qu'il ne le fait ordinairement. Cela se comprend facilement, le diamètre bipariétal a de 9 c. à 9 c. 1[2.

Si donc l'enfant est à terme, se présente par le sommet, qu'il n'y ait pas de mobilité dans les articulations du bassin, que le rétrécissement soit de 9 c. et au-dessous, il n'y aura pas de place à la fois pour la tête et le forceps. Son application sera impossible si la tête est enclavée, c'est-à-dire serrée entre les tubérosités ischiatiques.

La limite d'action du forceps serait donc moins étendue

pour les rétrécissements du diamètre transverse du détroit inférieur que pour ceux du diamètre droit du détroit supérieur. Cela n'a rien d'étonnant, car dans les bassins rachitiques, par exemple, qui sont le type de cette espèce de rétrécissement, le diamètre transverse a conservé ordinairement une longueur très-suffisante, quand la déformation n'est pas exagérée, pour permettre l'emploi du forceps qui, à cause de la courbure de ses bords, s'applique sur les parties latérales du bassin.

Il n'est pas absolument rare de pouvoir réduire le diamètre bipariétal de 1 c. à 1 c. et 1[2 et même 2 c. (Clinique de M. Depaul, 13 mai 1869); par conséquent, de faire passer le sommet dans des bassins dont le diamètre direct du détroit supérieur n'a que 8 c. et même 7 c. 1[2.

Mais, pour le diamètre biischiatique, les choses ne se passent pas de la même façon ; si celui-ci varie entre 8 c. 5 m. et 11 c., on pourra appliquer le forceps ; mais alors, on devra choisir un instrument délicat, court et à petite courbure (1); au-dessous de 8 c. 5^{mm}, on sera souvent obligé d'avoir recours soit à la perforation du crâne, soit à l'opération césarienne si l'enfant est vivant.

Mais, avant de se décider à l'une de ces deux opérations très-pénibles, puisque l'une sacrifie nécessairement l'existence de l'enfant, et que l'autre compromet beaucoup celle de la mère, il faut attendre un certain temps, constater s'il ne survient pas de mobilité dans les articulations du bassin, puisque cet accident a permis une fois à l'accouchement de se faire spontanément, et une autre fois d'être

(6) Nous avons vu que, dans un cas de rétrécissement biischiatique de 97 millim., Speth put extraire l'enfant au moyen d'une application du forceps ; mais cet enfant vint au monde mort, et la mère mourut le dixième jour de ses couches.

terminé par le forceps. Il faut enfin s'assurer que la tête enclavée ne progresse en aucune façon et se décider à intervenir avec résolution quand on est convaincu que la mère et l'enfant courent des dangers sérieux.

L'instrument le plus utile dans ce cas, est le perforateur; les ciseaux de Smellie, par exemple, s'introduisent facilement le long de la main pour aller percer le crâne; il est bon de vider cette cavité autant que possible, et d'y faire même plusieurs injections, afin de laisser une place suffisante pour l'introduction du céphalotribe. Cet instrument s'appliquera plus facilement que le forceps parce que sa courbure est plus faible, mais on conçoit qu'il présente les même inconvénients que celui-ci, seulement moins prononcés. Grenser a pu l'appliquer dans un cas de rétrécissement biischiatique de 5 c. 8 m. ; il se servait du céphalotribe de Busch qui, lorsqu'il est fermé, a une épaisseur de 38 mm. au niveau de son diamètre le plus large.

Cet auteur fixe à 54 millimètres la limite au-dessous de laquelle on ne peut plus, sans danger pour la mère, appliquer cet instrument. Dans le cas particulier qui nous occupe, je crois que les pinces de Stein, Mesnard, Baër, Davis, celles de M. Trélat, que j'ai vu employer par ce chirurgien pendant mon internat à la Maternité de Paris, pourraient être utiles à cause de leur facile introduction. C'est ainsi que nous avons vu opérer, dans l'observation de Schmeidler , où les os du crâne furent retirés l'un après l'autre. (Rétrécissement un peu supérieur à 5 centimètres.)

Mais un instrument qui nous paraît commode, et qui nous semble s'adapter aux conditions particulières de ce vice de conformation du bassin, c'est le crânioclaste de Simpson. Cet instrument, beaucoup plus parfait que les pinces de Stein, Mesnard, etc., est certainement inférieur au céphalotribe, quoi qu'en disent les Anglais, quand il s'agit de broyer et d'extraire une tête située au-dessus du détroit supérieur rétréci dans son diamètre droit. En effet, l'application de l'instrument est difficile, parce qu'il manque de courbure pelvienne; son peu de longueur fait qu'on est obligé d'articuler dans le vagin, pour peu que la tête soit élevée; mais, dans le cas de rétrécissement du détroit inférieur, tous ces défauts deviennent des avantages, car la partie fœtale, descendue dans l'excavation, y est en général fixée assez profondément, de sorte que l'instrument y arrive facilement sans avoir besoin d'une grande longueur; pour la même raison, la courbure pelvienne devient complétement inutile, et serait même gênante. En outre, une des branches étant appliquée dans l'intérieur du crâne, l'autre à l'extérieur, l'ensemble de la partie fœtale et du crânioclaste, occupe une place moins grande que cette partie fœtale et le céphalotribe appliqué extérieurement sur elle. De plus, le céphalotribe, nous l'avons déjà dit, ne peut s'introduire que latéralement, c'est-à-dire dans le sens du rétrécissement biischiatique. Simpson et le professeur Braum, de Vienne, qui se sert beaucoup du crânioclaste, recommandent d'appliquer la branche fenêtrée à l'extérieur sur la face, de manière que les différentes saillies de celle-ci soient comprises dans la fenêtre. Par conséquent, l'application de l'instrument n'augmente pas le volume des parties contenues entre les tubérosités ischiatiques, dans le sens transversal, et cependant des tractions énergiques peuvent être effectuées sur le crâne, sans qu'aucun glissement ne se produise.

Quoi qu'il en soit, je crois qu'on ne peut guère reculer la limite au delà de 5 centimètres. La méthode de la céphalotripsie répétée sans traction, de M. Pajot, qui donne de bons résultats dans les bassins avec rétrécissement rachitique, et qui recule à 27 millimètres la limite de l'opération césarienne, ne me paraît pas applicable dans les rétrécissements transversaux du détroit inférieur compris dans ces limites, et pour une raison très-facile à comprendre : c'est que l'application de l'instrument ne serait pas possible, pour les motifs que nous avons fait connaître. Il faudra donc songer sérieusement à faire l'opération césarienne au-dessous de 5 centimètres, surtout quand l'enfant sera vivant.

Il est une précaution importante à prendre, c'est de voir s'il n'y a pas de mobilité dans les symphyses, car cette mobilité pourrait faire changer de résolution.

Les accouchements, soit spontanés (présentation de la face), soit au moyen du forceps, qui survinrent dans le cas de Moor, où le rétrécissement était très-prononcé, grâce au relâchement spontané des symphyses et à leur écartement très-marqué, et surtout le rétablissement consécutif de l'accouchée, reporteraient involontairement à l'idée de la symphyséotomie, si une grande défaveur n'avait été jetée sur cette opération ; une pareille idée paraîtra certainement très-audacieuse, et cependant il est naturel qu'elle se présente aux accoucheurs de Paris, dans le cas où l'opération césarienne serait la seule ressource, eux qui n'ont pas vu depuis un grand nombre d'années une seule femme survivre à l'hystérotomie.

En tout cas, la symphyséotomie serait faite dans un but plus logique que celui que se proposait Sigault.

Cet opérateur, l'inventeur de la méthode, avait, en effet, pour but d'augmenter le diamètre antéro-postérieur du détroit supérieur. Or, d'après Cazeaux, « il résulte des meilleurs travaux sur cette matière, qu'on ne doit pas espérer pouvoir obtenir plus de 9 à 13 millim. dans l'étendue du diamètre antéro-postérieur du détroit supérieur et de l'excavation ; mais que les *diamètres transverses* peuvent être *singulièrement agrandis*. Il résulte, en effet, des expériences de Desgranges, que l'augmentation du diamètre transversal est presque la moitié de l'écartement obtenu dans toute la hauteur de l'excavation, et que l'agrandissement de l'arcade des pubis est à peu près égal à cet écartement, de telle sorte que l'opération qui semblait devoir être seulement applicable aux cas où le rétrécissement portait sur l'intervalle sacro-pubien, donne surtout des résultats avantageux lorsque les *diamètres transverses* de l'excavation ou du détroit inférieur sont rétrécis. » On voit donc que, si l'on ne peut proposer d'une manière générale la symphyséotomie, cette opération mérite encore aujourd'hui, au moins l'honneur de la discussion. Les faits seuls pourraient nous éclairer, si dans l'avenir, on se décidait à opter pour cette méthode, ayant seulement à choisir entre elle et l'opération césarienne, dans les cas extrêmes de rétrécissement transversal du détroit inférieur. La question se résume, en définitive, à ces deux propositions : 1° la symphyséotomie est-elle efficace, c'est-à-dire permet-elle l'accouchement, l'expulsion du fœtus, dans le cas de rétrécissement prononcé du détroit inférieur ?

2° La symphyséotomie est-elle plus grave que l'opération césarienne dans les hôpitaux de Paris ?

La réponse à la première question est faite par les expériences de Desgranges et par l'observation de Moor. Oui, l'écartement est tout à fait suffisant pour permettre l'accouchement. Quant à la seconde question, on peut répondre hardiment : la symphyséotomie ne peut pas donner pour la mère de plus mauvais résultats que l'opération césarienne *dans le cas particulier où nous nous plaçons.* On atténuerait encore la gravité de la première opération, en faisant la section sous-cutanée de la symphyse par le procédé d'Imbert, de Lyon, ou la pubiotomie également par la méthode sous-cutanée, comme l'indique le professeur Stolz, de Strasbourg.

Dans tous les cas de rétrécissement transversal du détroit inférieur que nous avons relevés, et où l'opération césarienne fut faite, les femmes succombèrent.

Mais nous n'avons pas assez de faits pour pouvoir fixer notre jugement relativement à cette opération. Tout ce que nous pouvons dire, c'est que la décision que l'on prendra devra être subordonnée aux conditions hygiéniques dans lesquelles se trouve la femme enceinte. C'est toujours avec une certaine répugnance qu'on fera l'hystérotomie à Paris dans les grands hôpitaux, tandis qu'on l'entreprendra plus facilement à la campagne et dans des maisons particulières.

Nous avons supposé, jusqu'à présent, la femme à terme, mais si celle-ci vient trouver l'accoucheur dans le cours de la grossesse, il y aura de grands avantages à provoquer l'accouchement prématuré. Mais à quelle époque devra-t-on intervenir? Cette époque est naturellement liée à la relation qui existe entre les dimensions du crâne du fœtus aux différents mois, et le degré du rétrécissement biischiatique. On peut, d'après M. Tarnier, fixer approximativement les dimensions de la tête fœtale de la façon suivante : « Le diamètre bi-pariétal ou grand diamètre transversal mesure 7 centimètres à 7 mois, 7 centimètres et demi à 7 mois et demi, 8 centimètres à 8 mois, 8 centimètres et demi à 8 mois et demi, 9 centimètres à 9 mois. On peut, en outre, compter sur un certain degré de réductibilité de 5 millimètres à 1 centimètre. »

Il faut remarquer que les propositions émises par M. Tarnier, relativement aux rétrécissements antéro-postérieurs du détroit supérieur sont tout à fait applicables à ceux du diamètre transverse du détroit inférieur. Dans les deux cas, c'est le diamètre bipariétal qui doit franchir le rétrécissement ; seulement, dans le premier, ce diamètre est placé transversalement ; dans le second, d'avant en arrière. Dans le cas de M. Bailly, il était donc convenable, d'après la règle précédente, d'opérer l'accouchement prématuré vers 7 mois et demi de grossesse, puisque le rétrécissement mesurait 7 centimètres et demi ; nous verrons comment des accidents de dyspnée, qui menaçaient la vie de la femme, vinrent forcer cet accoucheur à intervenir plus tôt que ne l'indiquait le degré du rétrécissement. Nous avons admis jusqu'alors qu'il s'agissait d'une présentation de l'extrémité céphalique ; si nous avions à faire à une présentation de l'extrémité pelvienne, il faudrait, au début de la période d'expulsion, ne pratiquer aucune traction afin d'éviter le redressement des bras et l'extension de la tête ; mais si, après la sortie de la plus grande partie du tronc, l'expulsion de la tête se faisait attendre, il faudrait par quelques tractions modérées hâter la terminaison du travail ; si celles-ci étaient insuffisantes, il faudrait appliquer le forceps. Si le rétrécissement est très-prononcé, on est obligé de faire la crâniotomie et la céphalotripsie, et même quelquefois de séparer la tête du tronc par la section du cou, après avoir diminué le volume des parties.

OBSERVATIONS CLINIQUES.

Observation VII.

De M. le Dr Bailly, professeur agrégé de la Faculté (1).

Mme L...., domiciliée dans l'une des communes suburbaines de Paris, est née dans cette ville en 1842, de parents originaires l'un et l'autre de la province. Le père, miroitier de son état, a toujours été débile et maladif. La mère, plus robuste, l'aidait dans sa profession, mais malgré le courage de cette dernière et à cause de la mauvaise santé du mari, la famille vivait dans une gène voisine de la misère. Des cinq enfants nés de ce ménage, trois sont morts en bas âge, l'un en nourrice, le second à trois ans, le troisième à cinq ans ; je n'ai pu avoir de détails sur la maladie à laquelle ont succombé ces enfants. Des deux survivants, l'un est Mme L..., sujet de la présente observation, l'autre, un frère âgé aujourd'hui de 32 ans, constamment malade, mais sans difformité.

Comme la plupart des enfants du peuple, Mme L... fut mise en nourrice aussitôt après sa naissance. Elle parut avoir reçu d'assez médiocres soins de sa nourrice ; cependant, quand on la ramena à Paris, vers l'âge de dix-huit mois, l'enfant était dans un état physique satisfaisant. Elle habita successivement avec ses parents le quartier des Halles et le quartier St-Martin, où le ménage occupait un logement assez sain et où elle vécut jusqu'à l'âge de 20 ans. La santé de Mme L... resta bonne pendant la première partie de son enfance ; sans être robuste, elle avait de la force et beaucoup de vivacité.

Vers l'âge de six ans, sans causer un trouble notable de la santé, la colonne vertébrale commença à se déformer, une tubérosité saillante apparut au bas du dos ; le haut du corps se penchait en avant, le siége devenait plus saillant. En même temps, la portion lombaire du rachis devint douloureuse ; les soubresauts, les chocs retentissaient péniblement dans cette région. C'est alors que le père conduisit sa fille à la consultation de la Pitié, et, d'après le conseil d'un des médecins de

(1) Communiquée à l'Académie de médecine, 1er juin 1869.

l'hôpital, se décida à l'y laisser faire un séjour un peu long, que réclamait le traitement de la maladie. C'était en 1848.

On avait reconnu l'existence d'un mal de Pott. Des cautères furent appliqués de chaque côté de la gibbosité commençante et l'enfant fut retenue deux mois et demi dans son lit par l'ordre du médecin ; mais elle avait conservé pendant tout ce temps, elle le spécifie expressément, l'usage de ses jambes. Il est à remarquer qu'en effet, à aucune époque, on n'observa de symptômes évidents d'affaiblissement musculaire dans la moitié inférieure du corps. Pendant les années 1849, 1850, et 1851, la déformation du rachis fit des progrès, la colonne lombaire devint de plus en plus anguleuse et saillante, et l'incurvation du rachis,en déplaçant le centre de gravité du corps, rendit la marche plus pénible. Mme L.. se souvient que jusqu'à l'âge de 11 à 12 ans elle était contrainte, en marchant, de soutenir le haut du corps à l'aide d'un bras appuyé sur l'une des cuisses. Le thorax, en se relevant progressivement, rendit ce point d'appui moins nécessaire, et la marche put s'effectuer naturellement et sans jamais nécessiter l'emploi de cannes ou de béquilles. Malgré le travail morbide dont les vertèbres étaient le siége, l'état général resta passable, et aucun abcès par congestion, ne se forma ou du moins ne s'ouvrit au dehors pendant cette période.

Réglée à 18 ans, sans difficulté et mariée deux ans plus tard, Mme L.... était parvenue au mois d'août 1863, à six mois et demi de sa première grossesse. Si j'en dois croire les renseignements qu'elle me donne, le médecin dont elle réclama les soins, frappé de l'énorme déformation du rachis, conclut sur ce seul signe et sans contrôler, par une exploration interne ou externe du bassin, l'exactitude de ses suppositions, conclut, dis-je, à l'existence d'un rétrécissement pelvien assez considérable pour exiger une interruption immédiate de la grossesse. Si ce renseignement dont on peut assurément suspecter, non la sincérité, mais l'exactitude, était fondé, il faut avouer que, dans ce cas, un heureux hasard aurait singulièrement servi les inductions pathologiques de notre confrère, car, comme je le dirai dans un instant, Mme L... présente un vice de conformation du bassin aussi intéressant que peu connu encore. Quoi qu'il en soit de la vérité sur ce point, on eut recours, pour provoquer le travail, à un moyen simple et qui eut un plein succès; l'introduction d'une bougie de gomme dans le segment inférieur de la matrice. L'enfant se présentait par le crâne, et pour abréger les souffrances de la mère, on appliqua le forceps dès que la tête fut arrivée au détroit inférieur du bassin. L'enfant, petit et non viable, succomba au bout de quelques heures.

Au mois d'octobre 1866, deuxième couche, provoquée par le même procédé et à la même époque de grossesse. L'enfant, cette fois, se présentait par le siége. Il fut facile de l'extraire, mais il était aussi faible, aussi peu développé que son aîné, et ne vécut pas plus longtemps. Les suites de ces deux couches furent simples et Me L... se rétablit promptement chaque fois. Au mois d'août 1868, nouvelle conception. Poussée par le désir bien naturel que cette troisième grossesse n'eût pas le sort des deux autres, et redoutant que son médecin ne provoquât encore l'accouchement trop tôt, cette femme vint réclamer mes soins, me priant instamment de faire en sorte qu'elle pût conserver son enfant. Je procédai de suite à un examen attentif de sa conformation et cet examen me révéla les très-intéressantes particularités qui suivent, et que je constatais pour la première fois.

On s'aperçoit, à première vue que Mme L... est contrefaite; elle mesure 1 mètre 38 centimètres seulement de taille et on voit tout de suite que cette brièveté du corps tient à une gibbosité énorme qui, au lieu d'occuper son siége habituel, à savoir le dos, se trouve située à la région lombaire. Pas de claudication, mais soit dans la station, soit dans la marche, le tronc est incliné en avant, et le siége proémine fortement en arrière. Le corps est d'une maigreur considérable et présente dans toutes ses parties la disposition propre aux bossus : tête osseuse, membres grêles, doigts effilés. Le squelette de ces parties offre d'ailleurs une rectitude tout à fait naturelle. La région lombaire, siége de la gibbosité, offre les particularités de conformation suivantes : très-brusquement incurvée en avant, elle décrit à peu près exactement un angle droit dont le sommet est représenté par l'apophyse épineuse de la quatrième ou de la troisième vertèbre lombaire ; je n'ai pu entièrement éclaircir ce point. Dans la station, le tronçon inférieur de la colonne lombaire est à peu près vertical ; le tronçon supérieur, perpendiculaire au précédent, est par conséquent horizontalement dirigé, et les parties supérieures du tronc affecteraient la même direction, si une forte courbure de compensation à concavité postérieure ne redressait peu à peu le thorax et la tête. Ce redressement du rachis, commandé par le besoin instinctif d'équilibre du corps, a entraîné dans la direction du bassin des modifications remarquables. Ce canal a éprouvé sur les têtes fémorales un mouvement d'extension dont l'effet a été de rapprocher de la verticale l'axe du détroit supérieur et de reporter en avant et en haut l'orifice vulvaire qui est plus apparent que de coutume. La ceinture pelvienne, au premier abord, paraît avoir une ampleur normale. Cependant, je la trouve plus conique qu'elle n'est ordinairement. Élargie à sa base, elle paraît rétrécie au niveau du détroit inférieur. Deux circonstances relatives à sa conformation fixent de suite l'attention. C'est d'une part la disposition de sa paroi postérieure, où la convexité du sacrum a fait place à une surface presque plane tenant au redressement de cet os, et d'autre part, la saillie très-prononcée des crêtes iliaques surtout dans leur tiers antérieur, tenant à un renversement en dehors très-évident de l'os coxal en ce point.

Le détroit supérieur et l'excavation explorés par un toucher attentif paraissent avoir conservé leur forme et leurs dimensions normales. L'angle sacro-vertébral est absolument inaccessible, et la courbe formée par les pubis large et régulière.

L'exploration du détroit inférieur donne au contraire l'idée d'un rétrécissement notable de cet orifice. En effet, on en circonscrit le contour avec une facilité qui n'est point ordinaire. Les branches ischio-pubiennes, normalement obliques et divergentes, semblent être ici presque parallèles. Une faible distance les sépare à leur partie moyenne, et deux doigts rangés côte à côte trouvent à peine à se loger en ce point dans l'arcade pubienne. On ne peut douter davantage que le diamètre transversal de ce détroit ne soit aussi très-notablement réduit par un rapprochement insolite des ischions. Ces tubérosités paraissent renversées en dedans par suite d'une courbure qui se serait opérée assez bien. Enfin on atteint la pointe du coccyx et les bords plus facilement que d'habitude, mais il ne semble pas qu'il existe une diminution aussi notable des dimensions antéro-postérieures de l'orifice de que son diamètre transverse.

Ces premiers renseignements obtenus par le toucher seul ont été confirmés après l'accouchement par les résultats de la mensuration du bassin que j'ai faite avec le concours de M. Chantreuil. Au moyen du compas de Baudelocque, nous avons obtenu les mesures suivantes :

Du milieu d'une des crêtes iliaques au même point du côté opposé : 27 centimètres.

Entre les épines iliaques antéro-supérieures : 27 cent.

Entre les épines iliaques postéro-supérieures : 8 cent.

Entre les sommets des ischions : 7 c. 1/2.

De l'apophyse épineuse sacrée supérieure au bord supérieur de la symphyse : 19 c. 1/2.

De la pointe du sacrum à la partie supérieure de la symphyse pubienne : 9 c. 1/2.

Hauteur de la face postérieure du sacrum : 9 centimètres.

Hauteur de la symphyse des pubis : 5 centimètres.

La longueur du diamètre biischiatique était importante à connaître, et pour l'avoir aussi exacte que possible, voici de quelle manière nous avons procédé. A l'aide des indicateurs j'ai cherché d'abord à préciser la position du bord interne des tubérosités sciatiques. La maigreur extrême du sujet rendait cette détermination assez facile. Ces deux points trouvés, l'extrémité de l'ongle fut maintenue immobile et, au moyen du compas, M. Chantreuil mesura l'intervalle des deux doigts. C'est ainsi que nous parvînmes à constater une étendue de 7 centimètres et demi, à peine, représentant la longueur très-approximative, sinon absolument exacte, du diamètre biischiatique.

Quelques jours auparavant j'avais essayé de pratiquer seul une mensuration externe du détroit inférieur, au moyen du pelvimètre transversal de M. le professeur Depaul : une sensibilité pathologique du vagin et l'indocilité de la malade résultant de la douleur que causait toute pression exercée sur les parois de ce conduit, beaucoup plus que la difficulté d'application de l'instrument, m'empêchèrent de tirer aucun parti de celui-ci, et je dus renoncer à l'espoir de mesurer directement le détroit inférieur de ce bassin. Mais telle que nous avons réussi à la faire, M. Chantreuil et moi, notre détermination des dimensions transversales de ce détroit me paraît sensiblement exacte, et pouvoir, dans un cas semblable, servir de base à une décision opératoire.

En admettant donc, comme on ne peut, je crois, se dispenser de le faire en face des résultats de cette mensuration, que les dimensions restreintes de cet orifice pelvien commandassent de solliciter le travail avant le terme naturel de la grossesse, c'était dans le huitième mois qu'il convenait d'interrompre celle-ci. Ce terme est celui auquel je m'étais arrêté et que j'avais désigné à Mme L... Toutefois, ne voulant pas exécuter ma résolution sans avoir pris l'avis d'un confrère, j'adressai cette femme à M. Tarnier, le priant de me donner son avis, tant sur la conformation du bassin que sur le parti qu'il y avait à prendre relativement à la grossesse.

M. Tarnier, si j'en juge par les quelques lignes qu'il a bien voulu me répondre, fut plus frappé de la déviation du bassin que de l'importance du rétrécissement. Ou ce dernier ne lui parut pas parfaitement évident, ou il le jugea peu considérable, car son opinion fut que l'accouchement s'effectuerait probablement d'une manière spontanée à terme, mais que les changements considérables survenus dans la direction de ce bassin pouvant créer des difficultés à l'engagement d'un enfant un peu volumineux, il jugeait avantageux de provoquer l'accouchement à huit mois de grossesse. L'opinion de M. Tarnier sur la conformation du bassin se trouve formellement contredite par les mesures que j'ai recueillies, et j'aurais fort redouté pour la mère et pour l'enfant les conséquences d'un accouchement à terme; mais il est juste d'ajouter que mon collègue n'avait pu faire qu'un examen un peu rapide de ce bassin, en usant du doigt seul, et qu'il se proposait de contrôler sa première impression par une seconde investigation plus exacte et faite à l'aide du pelvimètre.

L'existence d'un rétrécissement transversal du détroit inférieur, laissant au plus à cet orifice 7 centimètres et demi, dans son diamètre biischiatique, était donc pour moi un fait démontré et qui commandait d'opérer l'accouchement vers 7 mois et demi de grossesse, et comme le début de celle-ci paraissait remonter à la première moitié du mois d'août 1868, je résolus de faire accoucher Mme L... vers la fin du mois de mars 1869. Mais des accidents imprévus m'obligèrent à devancer ce terme. En effet, dès le commencement du mois de mars, la compression exercée par l'utérus sur les parties environnantes avait produit, dans les principales fonctions, des troubles considérables et un état de malaise qui paraissaient ne pouvoir se prolonger impunément. Mme L... vomissait tous ses aliments ; elle vivait depuis plusieurs jours dans un état d'angoisse et de dyspnée continuel, et le moindre exercice déterminait une suffocation véritable et des douleurs extrêmement pénibles dans l'abdomen. Suivant ses expressions, elle était à bout de forces et de patience, et demandait instamment à ce qu'on l'accouchât. Je crus, en effet, que, dans son intérêt, il convenait de ne pas différer à mettre fin à la grossesse, et comme d'un autre côté celle-ci pouvait à la rigueur dater de sept mois révolus déjà, et qu'il y avait dès lors des chances de faire naître un enfant viable, je me décidai, le 11 mars 1869, à provoquer le travail. L'abdomen, à ce moment, paraissait aussi distendu que possible et incapable de contenir un corps plus volumineux. L'utérus ne retombait pas sur les cuisses comme on le voit chez beaucoup de femmes petites, et dont les parois abdominales ont été développées outre mesure par la grossesse ; mais dans la station il restait horizontalement dirigé, et formait une proéminence considérable. Une circonstance peut-être capable d'expliquer une partie des malaises éprouvés par ma malade, c'est que le segment inférieur de l'utérus se trouvait aplati verticalement et comme écrasé entre la branche horizontale des pubis et la base du thorax, que la courbure extrêmement brusque de la colonne lombaire tenait séparées par un intervalle de 8 à 10 centimètres seulement.

Le 11 mars 1869 donc, à neuf heures du soir, j'installai l'excitateur intra-utérin de M. Tarnier, et vu la souplesse et la faible résistance de l'orifice supérieur du col, je donnai à l'ampoule terminale de l'appareil le volume d'un œuf de poule. Une heure après, des contractions régulières se développèrent et ne cessèrent que le lendemain 12 mars, vers cinq heures du matin, après que la boule, ayant passé dans le vagin, cessa d'exciter la paroi utérine. Ce même jour, vers dix heures du matin, le col était effacé, souple, dilatable, et il ne manquait à l'accomplissement du travail que des contractions utérines fortes et soutenues. Il fut facile de réveiller celles-ci en faisant pénétrer dans le segment inférieur de la matrice une sonde de gomme de grosseur moyenne, et le soir même, vers les cinq heures, Mme L... accouchait d'une fille, venue en présentation du crâne, mais petite, faible, paraissant âgée de sept mois à peine et qui succomba deux jours après sa naissance sans avoir voulu teter.

Les suites de couches ont été parfaitement naturelles, et dix jours après son accouchement, Mme L... rentrait dans son ménage, où j'ai eu depuis l'occasion de la revoir et de m'assurer par un nouvel examen, que son bassin était bien réellement rétréci au degré et de la manière que j'ai fait connaître précédemment.

Observation VIII (du Dr Schmeidler, de Breslau) (1).

Émilie S....., âgée de 41 ans, mariée, primipare, se présenta, le 15 décembre, à la Policlinique, et en réclama les secours. Depuis le 12 du même mois, elle ressentait des douleurs, et cependant l'accouchement ne pouvait se terminer.

Je trouvai une personne petite, peu robuste, d'une taille de 128 centimètres, présentant une cyphose lombo-sacrée si prononcée qu'à l'union de la dernière lombaire et de la première sacrée se trouvait un angle qui proéminait fortement en arrière. J'interrogeai cette femme au sujet de cette déformation. Elle me raconta qu'à l'âge de 7 ans elle était tombée en allant à l'école; qu'à la suite de cette chute elle avait ressenti au niveau de la région lombo-sacrée des douleurs qui avaient persisté assez longtemps, mais qui ne l'avaient pas empêchée de retourner à l'école quelques semaines après. Depuis cette époque, elle avait toujours pu marcher sans plus de difficultés qu'avant la chute. Sa marche avait, du reste, toujours été régulière, et avait commencé à l'époque où les enfants se mettent ordinairement à marcher. C'est de cette même époque que date l'arrêt de sa croissance. Sa santé, depuis cette chute, fut satisfaisante, et lui permit de gagner sa vie à l'aide de son travail.

La grossesse avait parcouru ses phases sans troubles, et était arrivée à son terme.

(1) Geburt bei einem durch Lumbo-sacral. Kyphose querverengten Becken. Bit Bemerkungen von Dr V. Schmeidler zu Breslau. — Monatschrift für Geburtskunde. 1868, januar.

13 décembre (2 heures du matin). L'examen est pratiqué par le Dr Furhmann, médecin en second de la Policlinique. Il fournit les résultats suivants :

Ventre fortement pendant; utérus gros, à parois minces et fortement contracté sur le fœtus. Les eaux sont écoulées depuis longtemps ; le dos de l'enfant est à droite, le siége en haut ; la forte inclinaison du ventre empêche de sentir la tête extérieurement.

Les pulsations fœtales ne peuvent être perçues d'une manière manifeste ; on entend à gauche le souffle utérin.

Les parties génitales internes sont larges, mais très-sensibles ; un segment de la tête proémine à travers le détroit supérieur, et est cependant difficilement accessible par suite de l'étroitesse du détroit inférieur. — O. I. D. P.

L'orifice est presque complétement dilaté ; les os du crâne paraissent minces, flexibles, et font entendre un craquement parcheminé sous le doigt qui les presse. Le promontoire ne peut être atteint ni avec un doigt, ni avec deux doigts. A travers le vagin, qui est dilaté et ramolli, on peut sentir le coccyx fortement proéminent, les tubérosités et les épines ischiatiques.

Un examen tout à fait rigoureux du bassin ne put être fait à cause de la grande sensibilité des parties génitales ; aussi nous ne crûmes pas le bassin aussi difforme que la suite nous le montra.

L'angle que les branches descendantes du pubis formaient entre elles, nous parut très-pointu ; mais il n'y avait aucun signe d'ostéomalacie qui eût confirmé l'existence d'une symphyse en forme de bec. On devait également éloigner l'idée du rachitisme.

Il ne pouvait être question de rétrécissement général du bassin, puisqu'un fort segment de la tête avait franchi le détroit supérieur, et qu'il était facilement mobile sous le doigt. Pouvait-il y avoir un rétrécissement excessif du détroit inférieur ? Mais de semblables cas sont excessivement rares. Aussi nous regardâmes l'application des parois contractées de l'utérus sur le fœtus comme la principale cause du retard de l'accouchement, et nous ordonnâmes de la morphine. Le tétanos utérin cessa bientôt, et la parturiente tomba dans le sommeil.

Vers midi, les douleurs reviennent de nouveau avec énergie. Vers deux heures l'utérus était fortement contracté, et la parturiente était extrêmement affaiblie par les douleurs. On ne pouvait entendre nulle part les pulsations fœtales; des parties génitales s'écoulait un liquide très-fétide. La tête du fœtus avait conservé la même position que pendant la nuit. A cause de la grande sensibilité des parties génitales, la malade fut chloroformisée, et nous pûmes constater que le détroit inférieur était si étroit qu'un enfant ne pouvait le traverser. En effet, la distance des deux tubérosités ischiatiques était seulement de deux doigts et demi; avec cela, le coccyx proéminait fortement dans le bassin; les articulations étaient solides et immobiles.

Comme il nous parut impossible de faire passer à travers ce détroit le crâne de l'enfant sans en faire la perforation et l'aplatissement, nous appelâmes le professeur Spiegelberg.

Vers cinq heures ce dernier constata l'état suivant :

Parturiente très-affaiblie; peau sèche et brûlante; soif vive, pouls à 128; ventre très-fortement pendant; utérus volumineux. On peut, malgré cela, sentir manifestement les parties fœtales; les battements du cœur ne peuvent être perçus. En somme, tout fait croire que l'utérus va se rompre d'un instant à l'autre. Les parties génitales externes sont fortement œdémateuses. Odeur fétide; le doigt indicateur, après l'examen, est couvert d'un liquide brun et infect. Position de la tête comme à deux heures de l'après-midi.

Le petit bassin est bas; la partie supérieure du sacrum est fortement déviée en arrière; le promontoire ne peut être atteint (les courbes internes sont presque rectilignes, et se dirigent en arrière); les parois latérales convergent fortement en bas; le coccyx est fort proéminent en avant; les épines sciatiques sont faciles à sentir; la symphyse du pubis proémine en forme de bec. L'arc pubien est si étroit que trois doigts placés l'un près de l'autre ne peuvent pas le traverser.

Les mesures qui peuvent être évaluées étaient, pour la distance des tubérosités ischiatiques, de 5 centimètres; distance du coccyx (pointe) à l'arc sous-pubien, 8 centimètres.

Le professeur Spiegelberg désigna le bassin sous le nom de bassin en *entonnoir* rétréci au détroit inférieur (cas très-rare et très-dangereux), et regarda comme indiquées la perforation et l'extraction.

Pouvait-on faire ces opérations sans danger pour la mère, déjà très-souffrante ? C'était là une autre question.

Les raisons suivantes firent écarter l'opération césarienne :

1° La mort certaine du fœtus;

2° L'état de la mère, qui déjà présentait des signes certains d'endométrite, et chez laquelle le contenu décomposé de l'utérus avait peut-être déjà produit de l'infection purulente ;

3° La disposition du bassin permettait d'extraire le fœtus sans blesser la mère.

Le Dr Spiegelberg (*Medicinal Rath*), décidé à l'opération, endormit la malade et se mit à l'œuvre.

Rarement un accouchement exigea autant de force et de soins pour ne pas être funeste à la mère. Il n'y avait pas de place pour le céphalotribe dans le détroit inférieur rétréci ; le forceps lui-même, que l'on avait appliqué pour fixer la tête qui fuyait en haut, ne put être articulé à cause du manque d'espace. On ne pouvait pas appliquer le trépan parce que la tête reculait à la moindre pression.

Après l'évacuation de la plus grande partie du contenu au moyen d'une injection, l'extraction fut enfin opérée au moyen de crochets et de pinces; les os minces et friables n'offraient pas de prise suffisante, et les instruments en détachaient seulement quelques fragments. Enfin un morceau de la voûte du crâne se détacha, puis un autre; la tête put être tournée en avant; un crochet fut introduit dans l'orbite gauche ; sous l'influence d'une traction exécutée simultanément, et par le Dr Furhmann, avec le crochet, et par le professeur Spiegelberg par le sommet du crâne roulé en forme de corde, la tête fut amenée à l'extérieur. Une traction énergique amena les épaules, quoiqu'elles fussent fortement pressées. Quant au placenta, il fut expulsé dans l'espace de quelques minutes, grâce à mon intervention.

Sept heures du soir. L'enfant était mort depuis vingt-quatre heures au plus ; son épiderme, en effet, était encore bien conservé. C'était une petite fille bien développée et à terme. Sa circonférence scapulaire mesurait 34 centimètres ; quant aux autres mesures, on ne put les prendre à cause de la destruction complète du sommet.

L'accouchée se réveilla de son sommeil narcotique ; elle n'eut point d'hémorrhagie, son pouls resta bon, le ventre fut un peu météorisé. Elle ressentit pendant trois jours encore d'assez vives douleurs; malgré cela, et malgré la lésion énorme des parties molles, les suites de couches furent très-promptes et très-favorables.

Le lendemain de l'accouchement, la malade parut très-affaiblie et se plaignit de douleurs violentes dans la région sacrée; lochies fétides; cependant l'utérus parut bien contracté et le ventre peu sensible, quoique un peu développé; petit mouvement fébrile. Sous l'influence d'injections vaginales de propreté et d'une diète convenable, l'accouchée se releva assez promptement pour son état, et sans présenter d'accidents inflammatoires ou infectieux. L'utérus revint sur lui-même; quelques petits abcès qui survinrent au vagin guérirent par la cautérisation avec le nitrate d'argent; une petite eschare à la région lombaire disparut également, et au commencement de anvier la malade put quitter son lit et retourner à ses occupations; elle se plaignait seulement encore de douleurs dans le sacrum, de fourmillements et d'engourdissements dans les pieds. Ces phénomènes étaient la conséquence de la pression vigoureuse que l'on avait exercée sur le sacrum pendant l'accouchement et ne pouvaient être que passagers.

Mesures prise au moment de la sortie de la malade, par les docteurs Furhmann et Spiegelberg :

Diamètre des épines iliaques (mesure à l'intérieur	23 c.
Crête (mesure à l'intérieur)	21 c. 5
Diam. troch	24 c. 5
Conjug. externe	21 c. 5
Conjug. diag. (ne put être mesuré, promontoire non accessible)	
Diamètre antéro-postérieur du détroit inférieur de la pointe du coccyx	8 c.
— — du sacrum	10 c.
Diamètre transversal du détroit inférieur tub. isch	5 c.
Distance de la pointe du coccyx à la tubérosité isch. gauche	5 c.
—— — droite	5. c

Distance de la pointe du sacrum à la tubérosité isch. gauche.......... 9 c.
—— — droite........... 9 c.
Hauteur de la symphyse........... 5 c.
Hauteur du corps (jusqu'à la malléole externe........................ 123 c.
—— jusqu'au talon............. 128 c.
Distance de l'épine iliaque supérieure au talon....................... 78 c.

On constate en outre que les trois dernières vertèbres lombaires sont détruites en partie et forment un angle dont le sommet aigu correspond à l'apophyse épineuse de la 4e vertèbre lombaire, à la hauteur de la crète iliaque. Un pouce au-dessous de cette pointe, on sent l'apophyse épineuse de la dernière vertèbre lombaire qui proémine fortement comme celle de la 4e ; extérieurement, on avait déjà pu reconnaître l'inclinaison du sacrum en avant et en bas ; les épines postérieures et inférieures proéminent manifestement en arrière ; les cavités cotyloïdes regardent en avant et en dehors. Les parties génitales internes sont en bon état ; les externes sont normales.

Observation IX (1).

Observation de Hugenberger, professeur d'accouchement à Saint-Pétersbourg. (*Maternité de la grande princesse Pawlowna.*) *Avec autopsie.*

Le 28 juillet 1867, à 7 heures du matin, la nommée Irina Aksenowa, non mariée, âgée de 32 ans, déjà en travail d'enfantement depuis sept heures, se présenta à l'Institut des sages-femmes. Elle déclara avoir eu précédemment deux accouchements réguliers et naturels, à la suite desquels elle avait mis deux enfants vivants au monde.

A son entrée dans l'établissement, on pratiqua la mensuration externe du bassin, et on trouva les dimensions suivantes :

Diamètre intertrochantérien, 31 centimètres ; distance des

(1) Ein Kyphotisch querverengentes Becken aus dem Hebammen-Institute Helene Pawlowna, von prof. Hugenberger. Saint-Petersburg, 1868.

épines iliaques antéro-supérieures, 26 cent.; distance des crêtes iliaques, 28 cent.

Le diamètre direct mesuré extérieurement était de 17 cent. ou de 24 cent., suivant qu'on prenait le sommet de la gibbosité, ou le point placé au-dessous de celle-ci pour y placer la pointe du compas.

Il n'y avait qu'une légère courbure de compensation au niveau de la région dorsale. A part une légère déviation scoliotique à droite et une très-faible lordose de la région dorsale supérieure, on ne remarquait rien de bien particulier chez la malade pendant la vie, si ce n'est une très-petite taille. Celle-ci était de 1 mètre 36 centimètres. — L'abdomen paraissait également raccourci; les dernières fausses côtes touchaient presque aux côtes iliaques; malgré la proéminence de la symphyse en avant, et la direction des parties génitales dans le même sens, le ventre pointu pendait en avant. La circonférence de l'abdomen mesurait 97 cent. 6; la hauteur du fond de l'utérus était de 35 cent. 2 millim.; maximum d'intensité des battements du cœur en bas, à droite et en arrière. On dut renoncer à mesurer intérieurement le bassin, parce que, dès l'entrée de la femme dans l'établissement, la tête de l'enfant se trouvait très-profondément dans la cavité du bassin. Douleurs énergiques. Rupture des membranes, 2 heures après l'arrivée de cette femme. — Dilatation complète de l'orifice, une demi-heure après cette rupture. —Présentation : sommet. Position : O. I. D. P. Malgré la continuation de douleurs fréquentes et fortes, la tête ne bougea pas, et rien n'était changé, au bout d'une heure. On se décida à appliquer le forceps.

Le Dr Trinkler, après avoir administré le chloroforme, fit l'extraction de la tête solidement enclavée, sans aucun essai de rotation latérale. Délivrance, 10 minutes après l'accouchement. Celui-ci avait duré dix heures trois quarts.

L'enfant était une petite fille à terme et vivante; elle portait des traces du forceps sur la joue droite et sur le côté gauche de l'occiput jusqu'à la nuque. On trouvait également des traces de pression provenant de la paroi antérieure du bassin, sur la bosse gauche du frontal. Poids de l'enfant : 3,220 gr.; longueur du corps : 51 centimètres. Les dimensions de la tête, immédiatement après la naissance, étaient :

Circonférence de la tête, 32 c. 4; sous-occipito-mentonnier,

13 c. 8; sous-occipito-frontal, 11 c. 2; diamètre bipariétal, 8 c.; diamètre bitemporal, 6 c. 7; sous-occipito-bregmatique, 9 c. 4.

Les couches se firent normalement, et la mère et l'enfant quittèrent l'établissement au bout de neuf jours. Avant le départ d'Aksenowa, je m'assurai encore une fois de la présence de la cyphose lombaire, qui remontait à la première enfance d'après les renseignements fournis par la malade. Dans la station verticale, la partie supérieure du corps était penchée en avant, le thorax voûté, sans pourtant s'avancer en pointe; la déviation latérale de la colonne vertébrale était peu sensible. L'examen intérieur ne me permit pas d'atteindre le promontoire, ni même de parcourir avec le doigt la ligne qui circonscrit le détroit supérieur. Je ne *remarquai pas* non plus *le rétrécissement transversal du détroit inférieur.* Je ne m'arrêtai pas à cette idée parce que deux accouchements précédents s'étaient accomplis normalement, et que cette fois, la position de la tête suffisait à elle seule pour expliquer le retard de la naissance de l'enfant.

Mais, le 9 septembre 1868, à 5 heures du matin, cette même Aksenowa vint une seconde fois demander asile dans l'établissement des sages-femmes (Hebammen Institut). Les douleurs avaient commencé la veille au soir à 9 heures. Orifice dilaté de la largeur de un doigt et demi. Membranes intactes. O. I. G. P. Maximum d'intensité des battements du cœur fœtal à gauche, en arrière, au-dessous de l'ombilic.

Les mesures du bassin nous donnèrent à très-peu de chose près les mêmes résultats que la première fois. Seulement le ventre était un peu plus volumieux. Sa circonférence mesurait 104 cent. et il pendait davantage; le fond de l'utérus fortement antéfléchi, était éloigné de la symphyse de quelques centimètres. Dans l'espace de trois heures et demie, c'est-à-dire à trois heures et demie du matin, la dilatation de l'orifice était complète. Rupture des membranes, O. I. G. P. Les douleurs violentes, mais impuissantes à faire descendre la tête, font craindre une rupture de l'utérus et engagent à chloroformer la femme pour modérer le spasme utérin. Comme au bout d'une demi-heure, on ne constata aucun progrès, le Dr Lieven appliqua le forceps (petit instrument de Kilian); par des tractions dirigées en bas et en avant, il fit franchir à la tête la partie inférieure de l'excavation; l'occiput parut tourner un peu en avant, et la suture sagittale tendit à prendre la direction transversale. Mais les tractions énergiques que dut faire le Dr Lieven le fatiguèrent tellement qu'il dut céder la place au Dr Trinkler. Celui-ci fut encore obligé de faire des tractions forcées, pour dégager le front et le visage en avant et à droite, et pour effectuer cette manœuvre releva les branches du forceps en haut, vers l'abdomen de la parturiente. On dut employer les doigts recourbés en crochets pour le dégagement des épaules. Les deux médecins qui dirigeaient cet accouchement reconnurent alors le rétrécissement du détroit inférieur, mais ils ne déterminèrent point la forme spéciale de ce bassin. La délivrance fut accompagnée d'une hémorrhagie assez abondante. Durée totale de l'accouchement, treize heures trois quarts.

Le nouveau-né, petit garçon très-fort et vivant, pesait 4,120 grammes et mesurait 53 centimètres de longueur. Son crâne était aplati et enfoncé; on trouvait des traces profondes de la cuiller du forceps au niveau du tiers postérieur du pariétal droit, et sur la moitié droite de l'occiput; sur la lèvre et la mâchoire supérieures, existaient des traces provenant de la cuiller droite.

Les dimensions de la tête étaient :

Circonférence, 38 centimètres; sous-occipito-mentonnier, 14 c. 5; sous-occipito-frontal, 12 c.; bipariétal, 11 c.; bitemporal, 7; sous-occipito-bregmatique, 11 c.

L'accouchement fut cette fois rendu très-difficile non-seulement à cause du rétrécissement, mais par suite du volume exagéré de l'enfant. Le deuxième jour des couches, survinrent des frissons, auxquels succédèrent bientôt une élévation considérable de température, une accélération marquée du pouls, des douleurs abdominales, des lochies fétides, et un défaut de rétraction de l'utérus. Bientôt apparurent des symptômes d'endométrite, de paramétrite, de péritonite généralisée, d'ichorémie. La mort survint le sixième jour après l'accouchement, 15 septembre, 11 heures du soir.

Autopsie. — Pelvipéritonite, endométrite, paramétrite, métrolymphangite, ovarite double.

Examen du bassin et de la colonne vertébrale :

Nous étions en présence d'une pure cyphose lombaire dans laquelle les cinq corps vertébraux de cette région avaient été atteints dans la jeunesse par le mal de Pott qui ne s'était traduit à l'extérieur par aucun abcès par congestion et qui s'était terminé par une guérison propre à cette affection, en laissant des débris d'os anciens entourés par des ostéophytes.

L'union sacro-lombaire est toujours caractérisée, comme dans l'état normal, par la présence du promontoire; mais ce qu'il y a de particulier, c'est la fusion à ce niveau du sacrum et de la dernière lombaire. A gauche, les corps de la quatrième et de la cinquième lombaires sous forme d'une tumeur prismatique à arête antérieure et base postérieure forment la transition synostotique entre le rachis et le sacrum. A droite se trouve une autre masse osseuse, d'une hauteur de 17 millimètres : unique reste des cinq corps vertébraux lombaires, qui réunit la partie supérieure de l'aile du sacrum au bord inférieur de la dernière vertèbre dorsale.

L'inclinaison du promontoire sur l'horizon n'est pas de 68° comme dans l'état normal, ni de 120° l'angle formé par la dernière lombaire et la première sacrée. Il s'est produit une flexion considérable de la colonne lombaire, par suite de l'atrophie des corps vertébraux, de sorte que les côtés de l'angle se rencontrent en arrière à l'extérieur, au lieu de se rencontrer en avant et à l'intérieur. Les arcs vertébraux sont complets, ainsi que les apophyses transverses et obliques; mais ils sont réduits et soudés ensemble sur tout l'espace occupé par la bosse. Les racines des arcs ont des dimensions en rapport avec celles des corps vertébraux atrophiés, et pressés plus fort à droite qu'à gauche à cause de la légère scoliose droite. Il en est de même pour les petits trous intervertébraux; ceux du côté gauche sont plus larges que ceux du côté droit où le cinquième est constitué par une cavité sous l'apophyse transverse correspondant au bord postérieur de l'aileron du sacrum. Les apophyses épineuses des trois premières lombaires sont larges, courtes et se dirigent en haut, les deux dernières plus petites en bas; entre elles et la base postérieure du sacrum, il n'y a pas trace d'hiatus sacro-lombaire, comme dans le cas de Moor.

Les apophyses transverses rapprochées les unes des autres forment à droite une seule masse à partir de la troisième lombaire; à gauche, il en est de même, et de plus, la dernière est soudée au sacrum, comme nous l'avons vu. Les apophyses obliques sont courtes, mais parfaitement nettes, quoique atrophiées; leurs articulations sont soudées; elles sont comme fondues ensemble : il y a encore là une véritable synostose.

Sacrum. — Le sacrum a un aspect différent de celui qu'il présente dans un bassin normal. Sa hauteur antérieure paraît considérablement augmentée relativement à sa largeur. Il est constitué seulement par cinq fausses vertèbres avec quatre paires de trous sacrés.

La plus grande largeur du sacrum est de 84 millim.; la hauteur antérieure est de 114 millim.; le rapport entre ces deux mesures est de $\frac{84}{114}$; en d'autres termes, la hauteur surpasse la largeur de 35,7 p. 100.

En même temps, la largeur supérieure du sacrum ne diffère que très-peu de l'inférieure, et le sacrum perd sa forme normale triangulaire pour prendre une forme trapézoïde. Les bords latéraux marchent presque parallèlement; les zones latérales sont très-étroites et les ailerons du sacrum en particulier. Ceci est surtout remarquable pour le côté droit au niveau du deuxième trou sacré.

La zone intermédiaire ne diminue de longueur qu'entre la deuxième et la troisième paire de trous sacrés; au-dessus et au-dessous, elle conserve les dimensions normales.

Tout le sacrum paraît avoir tourné autour d'un axe transversal imaginaire situé au niveau des articulations ilio-sacrées, de sorte que sa partie supérieure paraît avoir été tirée en arrière et en haut, et sa partie inférieure en bas et en avant. En outre, il est complétement voûté par devant et convexe dans son axe longitudinal; il commence seulement à être concave à partir du troisième disque intervertébral. Il n'y a plus entre le promontoire et la pointe du sacrum comme dans le bassin normal, une corde sous-tendue.

La concavité transversale du sacrum est surtout déterminée par la saillie des ailes du sacrum qui paraissent pressées en dedans par les os iliaques adjacents.

La surface postérieure du sacrum présente une hauteur plus petite que dans l'état normal. De l'extrémité inférieure de cet os à l'apophyse sacrée supérieure, on trouve 64 millim. On ne trouve sous celle-ci aucum hiatus lombo-sacré.

La crête sacrée médiane est plate et formée par des apophyses petites, peu larges et dirigées en bas. Les crêtes sacrées latérales ne sont qu'indiquées.

Os iliaques. — Ces os sont remarquables par leur aplatissement. Les cavités iliaques ont presque disparu; elles sont remplacées par des surfaces presque planes et diaphanes. Les os iliaques paraissent avoir été tirés en arrière, ce qui se traduit par la direction des crêtes qui sont très-rapprochées l'une de l'autre en arrière, comme il est facile de le constater en regardant la face postérieure du sacrum. La distance des épines iliaques postérieures et supérieures est de 45 millim. au lieu de 81 millim. (bassin normal). Le diamètre transversal du grand bassin est relativement plus grand que celui du détroit supérieur.

Développement assez marqué de la partie antérieure des crêtes iliaques, de l'éminence ilio-pectinée et de la portion supérieure de la cavité cotyloïde. Une ligne droite qui réunit les courbures en S des deux crêtes iliaques, tombe un peu au-dessous du niveau du bord inférieur de la dernière vertèbre dorsale et dépasse seulement très-peu la surface supérieure de l'aileron du sacrum.

Distance de l'épine iliaque antérieure et supérieure à l'épine iliaque postérieure et supérieure, 145 milllim. au lieu de 155 millim.

La distance qui sépare la grande échancrure de la crête iliaque était de 94 millim. au lieu de 87 millim. Les os iliaques, quoique présentant une gracilité originaire, paraissent donc s'être allongés plus tard. La ligne qui limite le détroit supérieur est formée par une courbe d'un plus grand rayon que dans un bassin normal; sa longueur absolue est augmentée, qu'on la mesure suivant la courbure ou suivant la corde. La première évaluée depuis la symphyse sacro-iliaque jusqu'à l'éminence ilio-pectinée est égale à 85 millim, la corde n'a que 5 millim. de moins, ce qui prouve le peu d'inflexion de cette ligne et la diminution relative du diamètre transverse du détroit supérieur.

Quant à la portion hypogastrique des os iliaques, elle est fortement inclinée vers l'issue du bassin, ce qui donne à ce canal la forme en entonnoir.

Ischions. — Comme conséquence de cette déviation en dedans des parois du petit bassin, on trouve les ischions portés en dedans; les tubérosités ischiatiques sont rapprochées l'une de l'autre. Mais, comme, malgré la rotation vers l'intérieur de la pointe du sacrum, le raccourcissement des diamètres transversaux l'emporte sur celui des diamètres antéro-postérieurs, ce n'est pas la forme régulière en entonnoir qui domine; ce qui est caractéristique, c'est le rétrécissement transversal du détroit inférieur.

La distance des épines sciatiques est de 72 millim. au lieu de 103 millim.

La distance des tubérosités ischiatiques est de 85 millim. contre 113 millim.

La portion ischiatique des cavités cotyloïdes est mince et comme poussée vers la cavité du bassin.

Le reste de l'ischion présente une certaine délicatesse; sur les bords des branches descendantes du pubis, au niveau de la synostose pubio-ischiatique, on remarque une petite saillie rugueuse plus prononcée qu'elle ne l'est ordinairement; la branche ascendante de l'ischion est poussée avec cette tubérosité en arrière; la branche descendante du pubis, au contraire, paraît dirigée un peu en avant. Ceci paraît être une conséquence de la pression des têtes du fémur sur les cavités cotyloïdes.

Os du pubis. — Les points d'union de l'ilium et du pubis sont caractérisés par des renflements osseux; les branches horizontales du pubis sont assez normales, à arètes un peu vives. La symphyse est un peu proéminente; aussi, en joignant par une ligne droite les extrémités antérieures des diamètres obliques du détroit supérieur, on voit que la distance de cette ligne à la symphyse est plus grande que dans l'état normal, elle est de 45 millim. au lieu de 28 millim.

L'angle formé par les deux branches du pubis est égal à 98°.

Schwegel l'évalue à 113° dans un bassin normal.

L'angle ilio-pubien, ayant son sommet au-dessous de l'épine iliaque antérieure et inférieure, est égal à 120°.

La largeur de la symphyse paraît moindre, elle est de 49 millim.; la hauteur est de 35 millim.

L'angle sous-pubien est de 70° au lieu de 90° à 100° (état normal).

Si l'on considère le bassin dans son ensemble, on trouve :

Pour le détroit supérieur :

Diamètre droit	151 millim.
Sacro-sous-pubien	160
Diamètre transverse, maximum	124
Diamètre oblique droit	122
Diamètre oblique gauche	122
Distance sacro-cotyloïdienne droite	120
Distance sacro-cotyloïdienne gauche	120

Pour l'excavation :

Distance du milieu de la symphyse au corps de la troisième vertèbre sacrée	115 millim.
Distance des centres cotyloïdiens	100

Pour le détroit inférieur :

Diamètre droit, mesuré de la pointe du sacrum au bord inférieur de la symphyse	117 millim.
Diamètre biischiatique (distance des points d'insertion des ligaments sacro-sciatiques)	85
Distance des épines sciatiques	72
Distance à la pointe du sacrum de l'épine sciatique droite	46
Distance à la pointe du sacrum de l'épine sciatique gauche	49

Observation X. (par le Dr Moor, de Zurich) (1), *avec autopsie.*

En 1859, E. A..., fut reçue à la Clinique d'accouchement de Zurich pour la première fois. Elle avait 28 ans, et exerçait la profession de couturière. Ses parents, dont elle était le sixième

(1) Das in Zürich befindliche kyphotisch-quuerverengte Becken, von Dr J. Moor. Zürich, 1865.

enfant, avaient toujours joui d'une bonne santé, ainsi que ses cinq frères et sœurs.

A l'âge de 3 ans, elle tomba du haut d'une chaise et cette chute fit naître une cyphose de la colonne lombaire. Cette cyphose semble avoir été plus prononcée qu'elle ne l'est aujourd'hui, et ne fut jamais accompagnée de symptômes importants; elle n'entraîna aucune paralysie et n'exigea pas un long séjour au lit.

A... prétend avoir marché de bonne heure et assure avoir toujours eu une bonne santé.

A 15 ans, elle eut ses premières règles; elles restèrent régulières jusqu'à la première grossesse (il y a de cela six ans), qui parcourut son cours sans troubles et qui se termina à la naissance d'un enfant vivant, à terme, bien développé; on fut obligé de se servir du forceps, qu'appliqua un médecin du pays de A... Les suites de couches furent bonnes et permirent à A... de continuer son état de servante ou de couturière.

En avril 1859, elle devint enceinte pour la deuxième fois; du moins, c'est en avril 1859, qu'elle vit ses règles pour la dernière fois. Les premiers mouvements de l'enfant eurent lieu, à ce que suppose la femme qui ne se souvient pas bien des détails, à la fin de juin ou au commencement d'août.

État actuel. — A... est une personne dont les membres sont délicats, d'une taille de 1 m. 45; assez grasse; la coloration de ses téguments annonce la santé; les extrémités sont droites, les épiphyses non saillantes; la proéminence de l'extrémité sternale de la clavicule est normale, etc.; les vertèbres cervicales sont normales; les vertèbres dorsales présentent une légère *lordose;* trois à quatre vertèbres lombaires forment une cyphose plus ronde que pointue; le sacrum paraît normal; le thorax est court, ramassé; au niveau des côtes et du sternum, il n'existe aucun état morbide; les seins sont petits; l'abdomen est un peu distendu, un peu pendant; fond de l'utérus à quatre travers de doigt au-dessus de l'ombilic; à droite, en haut, on sent de petites parties fœtales en mouvement; les battements du cœur sont manifestes au niveau de la région ombilicale.

Dans un premier examen, j'essayai d'introduire le doigt dans le vagin, mais des douleurs *extrêmes* se manifestèrent, et je vis bientôt qu'elles avaient leur raison d'être dans l'étroitesse de l'arc du pubis.

Les branches du pubis étaient sensibles à la moindre pression.

Je chloroformisai la malade pour pouvoir continuer l'examen avec tranquillité. La symphyse était plus épaisse, plus saillante qu'à l'état normal, poussée en avant en forme de bec de corbeau, haute de 4 centimètres. Les branches du pubis (descendante du pubis ascendante de l'ischion) s'unissaient en haut en forme d'arc, et descendaient à peu près parallèlement jusqu'aux tubérosités ischiatiques où commence la divergence.

Entre les branches de l'arc du pubis, le professeur Breslau put à peine placer deux doigts de la main droite, tenus l'un à côté de l'autre. En dirigeant le doigt, de bas en haut, vers le ligament inférieur sous-pubien, ou en sens inverse vers la tubérosité ischiatique, on le sentait serré en cet endroit, et on ne pouvait enfoncer le doigt dans le vagin que jusqu'à la première ou la deuxième phalange.

Mes deux doigts réunis (indicateur et médius), avant la deuxième articulation, mesurent 4 centimètres de largeur. Je pensai que les branches de l'arc du pubis, abstraction faite des parties molles, devaient avoir environ 5 centimètres. Les tubérosités ischiatiques devaient avoir 5 c. 5 m. environ d'écartement. Deux doigts de ma main droite, placés l'un près de l'autre, avaient juste place dans cette région.

Les deux épines sciatiques étaient éloignées l'une de l'autre d'environ 4 c. 5 m. Le coccyx, dévié en arrière, pouvait à peine être atteint avec le médius ; le promontoire ne proéminait pas dans le bassin, et c'était avec peine que je pouvais l'atteindre avec la pointe du médius ; l'excavation du sacrum était assez normale.

De ces mesures, le professeur Breslau conclut à un rétrécissement ostéomalacique, encore assez peu prononcé, et situé surtout au détroit inférieur. Le diamètre transversal du détroit inférieur lui parut surtout atteint, et il en attendait de grandes difficultés dans l'accouchement.

On fit des recherches sur l'extensibilité, la souplesse, l'élasticité des branches rapprochées de l'arc du pubis : résultat négatif. Ces tentatives pour élargir le bassin ne réussirent jamais, et quoique la malade fût manifestement chloroformée, elle manifesta de violentes douleurs.

Le toucher nous donne : vagin mou, col utérin en haut et à droite, assez difficile à atteindre. Orifice externe entr'ouvert. A travers le segment antérieur du vagin, on sent une grosse partie fœtale, dure encore, au-dessus du détroit supérieur, et ballottant légèrement au-dessus de la branche horizontale du pubis.

Selon toute vraisemblance, la grossesse était à sa trente-quatrième ou trente-cinquième semaine; l'enfant vivait et paraissait placé verticalement.

Le professeur Breslau, se fondant sur le cours des accouchements précédents, supposa qu'il n'existait aucune affection ancienne des os, mais bien une maladie récente et survenue progressivement, et conclut qu'on ne devait pas attendre le terme de la grossesse. Avec cette étroitesse du détroit inférieur, il considéra l'accouchement d'un enfant à terme comme dangereux, même après la crâniotomie.

Aussi, l'accouchement prématuré, artificiel, fut pratiqué selon la méthode de Krause, par l'introduction d'un cathéter élastique entre l'utérus et les membranes. Deux heures après l'application du cathéter, les douleurs apparurent : elles furent d'abord rares et courtes. Le jour suivant (6 janvier, 9 heures du matin), vingt et une heures après l'application du cathéter, elles furent assez fortes : l'orifice était déjà entr'ouvert, les lèvres du col ramollies, granulées; le vagin lubrifié; pouls fœtal clair; présentation manifeste de la tête.

Des douleurs tantôt faibles, tantôt fortes, furent provoquées par la marche et la promenade de la paturiente; nouvelle application de cathéter; ventouses sur les seins (procédé de Scanzoni).

7 janvier, six heures du soir. La poche des eaux se présente en avant, à travers l'orifice ouvert, sous la forme d'un boudin. On peut, dans son intérieur, sentir une petite partie fœtale mobile, probablement le pied.

La tête, qui jusque-là s'était présentée d'une manière non douteuse, était déviée maintenant en avant et à gauche, tandis que le fond de l'utérus s'était incliné fortement à droite.

Le décubitus latéral gauche de la mère, des manœuvres pour

engager de nouveau la tête dans le bassin restèrent sans résultats.

Le 8 janvier, huit heures du matin. Les eaux s'écoulèrent; un pied, entouré de membranes, se présente au-dessus de l'orifice. On entendait les pulsations fœtales à gauche, au niveau de l'ombilic. A travers les parois abdominales on sentait la tête en haut et à gauche. Il y avait eu là une révolution complète de l'enfant; une présentation du sommet s'était convertie en présentation des pieds. Vers deux heures, le pied droit étendu s'avança hors des parties génitales, le talon tourné en haut et en avant, puis il remonta. Vers deux heures trois quarts, l'extrémité inférieure gauche s'avança jusqu'au delà du genou. L'orifice utérin entourait les hanches convulsivement.

Vers trois heures et demie, le Dr Breslau, qui s'était éloigné un instant, en confiant la malade et l'observation à son assistant, trouva l'enfant sorti jusqu'aux bras, qui étaient relevés le long de la tête, et mort. L'assistant (M. le Dr K....) n'avait fait aucune tentative d'extraction, et avait abandonné l'accouchement à lui-même, sans raison valable. Après que les bras eurent été dégagés, et la face tournée vers la concavité du sacrum, on ne put extraire la tête, car la force de traction ne put être assez forte.

L'arc du pubis s'était décidément élargi. Au-dessus de la nuque de l'enfant, trois doigts pouvaient être introduits et enfoncés commodément dans le sens transversal, ce qui, auparavant, était impossible. Les os du bassin, cependant, étaient restés solides et non flexibles, comme dans un bassin normal. Le professeur Breslau expliqua ce fait en pensant que trop peu de force avait été employée pour la distension de l'arc du pubis.

A cinq heures et demie, après quelques douleurs violentes, la tête sortit aplatie, étirée dans le sens longitudinal, sans aucune intervention obstétricale. Le placenta suivit bientôt. 75 h. après la première introduction du cathéter, et 73 h. et demie après les premières douleurs, l'accouchement était terminé.

L'enfant mort-née (c'était une fille) était en rapport avec la durée de la grossesse :

Poids..... 4 $\frac{6}{8}$ livres.

Taille..... 16 1/2 pouces (16,5 × 27 mm.) = 44 c. 5 mm.

Les mesures prises au-dessous de l'œil, sur la tête comprimée, donnent :

Diamètre	fronto-occipital..................	10c.65
—	bipariétal..................	7 50
—	bitemporal................	6 75
—	mento-occipital...........	11 75

Il n'y a ni enfoncement, ni fissure, ni fracture sur les os du crâne.

Les suites de couches furent normales, sans réaction, et l'accouchée quitta la Clinique le 13 janvier. Le professeur Breslau fit à ce moment une dernière exploration du bassin.

Le rétrécissement du détroit inférieur, que l'on avait trouvé pendant la grossesse, existait encore. L'introduction de deux doigts placés en travers n'était possible qu'au niveau de leur extrémité; on constatait encore la même sensibilité quand on faisait de nouveau des tentatives d'extension des branches du pubis. — Quatre années plus tard, le 31 octobre 1863, vers le soir, la malade fut, pour la deuxième fois, reçue à la Clinique médicale, sur la recommandation du Dr Gall. Son mari (elle s'était mariée depuis le dernier accouchement) donne les renseignements suivants : Après sa sortie de la salle d'accouchements, la patiente fut tout à fait bien; un an après, elle devint de nouveau enceinte; la grossesse se passa bien. Autant que le mari peut s'en souvenir, l'accouchement eut lieu à l'époque normale, chez une sage-femme. Les douleurs furent bonnes, assez violentes, et donnèrent naissance, avec une présentation de la face, à une fille de moyenne grosseur, à terme et bien vivante, sans moyens obstétricaux. La perte de sang fut ordinaire; quelques tranchées assez fortes eurent lieu pendant plusieurs jours ; elles avaient cessé le huitième jour. La patiente nourrit son enfant; les règles revinrent régulièrement, et la mère reprit ses occupations domestiques.

Le mari ne peut rien dire de positif sur le moment de la quatrième grossesse ni sur celui des dernières règles; il croit qu'elles eurent lieu vers la fin de février. Pendant la première moitié de la grossesse, l'état de santé de la mère ne fut pas troublé; seulement elle maigrissait à vue d'œil. Vers la fin d'août, elle commença à se plaindre de douleurs assez fortes dans le dos, les lombes et la partie antérieure de l'abdomen. Dans la dernière semaine, elle éprouva des tiraillements douloureux dans la région périnéale, et des douleurs dans les hanches. Dans les derniers temps de sa grossesse, il lui était moins pénible de porter les fardeaux sur la tête que devant elle ; l'appétit fut alternativement bon et mauvais. Les garde-robes furent ordinairement dures. L'écoulement de l'urine fut accompagnée de douleurs et de cuisson.

Le 31 octobre, à deux heures du matin, le travail de l'accouchement commença par des douleurs tétaniques, augmentant d'une manière progressive. Bientôt les douleurs devinrent longues, violentes, continues, et l'on fit appeler une sage-femme (huit heures du matin).

La sage-femme nous donne les renseignements suivants : en arrivant chez la parturiente, elle trouva l'orifice utérin ouvert (une pièce de 2 francs), la poche des eaux tendue et poussée contre l'orifice.

Bientôt vinrent de fortès douleurs : l'orifice se dilata de plus en plus ; la tête descendit, et à neuf heures elle était sur le plancher périnéal. Il suffisait d'introduire le doigt dans le vagin pour la sentir.

Neuf heures et quart, neuf heures et demie, les douleurs revinrent subitement ; la parturiente devint pâle, très-faible ; pouls très-petit ; le bas-ventre se météorisa, devint très-sensible dans toute son étendue ; il survint de la dyspnée, et la patiente commença à se plaindre. La tête, qui se tenait au détroit inférieur, par conséquent assez bas, remonta, de sorte qu'immédiatement on la sentit en haut, et il fut difficile de l'atteindre. A partir de ce moment, les battements du cœur fœtal ne furent plus entendus. La perte de sang, jusqu'alors assez petite, n'augmenta pas. Cet état de la parturiente ne frappa pas assez les personnes présentes ; on n'envoya pas chercher un médecin, et on se contenta de prescrire de la vapeur de camomille, du thé de camomille. On croyait avoir affaire à une faiblesse, à des douleurs. A midi et demi, le Dr Gall employa des moyens anodins et adoucissants ; et, après avoir examiné la malade, ordonna son transport à la maison d'accouchement. La sage-femme dit avoir reconnu le rétrécissement du détroit inférieur, mais elle n'appela pas de médecin, parce qu'elle crut que l'accouchement aurait une issue favorable, d'autant plus que deux ans auparavant l'accouchement par la face s'était terminé sans secours obstétrical.

État au moment de l'entrée : état général mauvais. Personne maigre. La patiente a les symptômes du collapsus le plus complet : le visage est pâle, avec une grande expression de souffrances ; les traits sont tirés, le regard est éteint. Toutes les muqueuses sont pâles, anémiques ; le visage et les extrémités sont froids, et les battements du cœur très-faibles. La patiente est très-affaiblie et peut à peine parler à cause de son épuisement. Elle est très-agitée ; sa violence et la persistance des douleurs la poussent à se tordre les bras. Le bas-ventre est assez distendu, météorisé, et cependant encore mou.

Par la palpation, on peut reconnaître les parties fœtales. A gauche, sous les parois du ventre qui sont très-amincies, on sent en haut le siége, et vers la partie inguinale une main. On sent ces parties comme si elles n'étaient pas recouvertes par les parois utérines, mais seulement par les parois abdominales amincies. A droite et à gauche la palpation de l'abdomen est très-douloureuse ; la patiente a souvent des hoquets, des nausées, mais pas de vomissements. On ne sent aucun mouvement de l'enfant ; il n'y a aucune pulsation fœtale ; les parties génitales externes sont œdémateuses et gonflées. Il n'y a d'œdème ni sur le tronc, ni au niveau des extrémités. L'examen du bassin fut fait rapidement, à cause des souffrances qu'il occasionnait à la malade, et parce qu'on voyait que la mort ne se ferait pas attendre, et permettrait un examen complet. On retrouva l'arc du pubis rétréci transversalement. On ne fit pas de tentatives de distension. A l'extrémité supérieure du vagin, un peu plus étendu que d'habitude, on pouvait sentir avec peine un petit segment de la tête qui se présentait.

Le diagnoctic du professeur Breslau fut le suivant :

Rupture utérine. — Issue de la plus grande partie de l'enfant dans la cavité du ventre. — Mort du fœtus, péritonite traumatique. — Hémorrhagie interne.

Pour la mère, pronostic absolument mortel ; la thérapeutique devait se borner à favoriser autant que possible l'euthanasie.

Il ne pouvait pas être question de la *paratomie :* l'enfant était mort certainement et la mère selon toute vraisemblance, serait morte pendant l'opération. On combattit sa faiblesse par des excitants externes et internes ; sinapismes au mollet et à la plante des pieds ; vin rouge avec de l'eau et liqueur d'Hoffmann, à l'intérieur; cataplasmes sur l'abdomen contre la péritonite.

Sous l'influence de ce traitement, à trois heures du matin (1er novembre), se fit une réaction; la chaleur revint aux extrémités, le pouls se releva graduellement en sorte que, le matin, on pouvait le sentir beaucoup plus facilement, mais la péritonite se généralisa de plus en plus; les douleurs, les élancements, devinrent plus violents à chaque mouvement du diaphragme, sous les fausses côtes particulièrement; le metéorisme augmenta, l'abdomen se distendit davantage; la matité du foie disparut. — Respiration fréquente et plus scapulaire.

Prescriptions : — Frictions sur l'abdomen avec l'onguent opiacé, cataplasmes.

Vers midi, même état.

Une injection sous-cutanée de morphine à l'abdomen procura un peu de repos à la malade qui cessa de se plaindre et respira plus facilement.

Vers le soir, retour des douleurs et de l'agitation. Plaintes à haute voix le soir, la chaleur est très-grande. Soif vive, la langue sèche, pouls à 128°, très-petit. — Le météorisme augmente encore. Renvois.

Prescriptions. — Glace, etc. Nouvelle injection sous-cutanée avec la seringue de Pravaz.

La nuit du 1er au 2 novembre fut tranquille, au commencement du moins; la patiente dormit de onze heures à une heure. Mais à partir de ce moment, les phénomènes graves revinrent, et la patiente tomba dans le collapsus; le matin, le pouls était filiforme et on ne pouvait pas le compter. Chaleur brûlante de tout le corps; coma dont on ne peut tirer la malade que par des interpellations à haute voix. Face d'un jaune de cire d'une pâleur mortelle. Ventre énormément distendu et sensible au plus léger contact. Respiration très-fréquente.

Mort à huit heures du matin.

Autopsie faite le même jour à quatre heures du soir.

Rigidité cadavérique assez prononcée; peau du bas-ventre livide; grande distention et ballonnement du ventre.

Circonférence	109 cent.
Distance de l'appendice xyphoïde	51
Distance du *jugulum sterni* à l'appendice xyphoïde.	15

Le sternum est un peu voûté, les articulations costales

proéminent médiocrement en avant. Seins flasques, auréole pigmentée; l'abdomen est sonore à la percussion, même dans la région du foie et là aussi où l'on devait soupçonner la présence de l'utérus. La région hypogastrique et les deux régions inguinales sont les seules qui présentent de la matité à la percussion.

A l'ouverture du ventre, des gaz sortent en sifflant.

En allongeant en bas l'incision, on trouve sous les parois du ventre, le côté gauche de l'enfant placé en travers, de sorte que le siége est à gauche, le dos en haut et la cavité du ventre en bas. La cuisse gauche et le coude gauche de l'enfant sont les parties les plus proéminantes tandis que le pied gauche et l'avant-bras gauche sont encore cachés sous les parois du ventre qui n'a pas encore été rejeté des deux côtés. Au niveau de l'articulation du genou gauche, le cordon est enroulé et serré.

..... L'ensemble des parties fœtales et maternelles mises au jour par l'incision, est recouverte d'une grande quantité de liquide situé dans le péritoine, formé par du sang fluide ou coagulé. Ce liquide s'écoule par l'angle inférieur de la plaie. A droite, sur l'os iliaque, on trouve le placenta complétement détaché de ses insertions à l'utérus et expulsé dans la cavité du ventre. Dans son voisinage, une grande quantité de sang fluide s'est accumulée. La tète de l'enfant recouverte par du sang, le placenta et l'utérus, n'est pas visible et est dirigée en bas vers l'entrée du bassin; son occiput est à droite.

Le fond de l'utérus est revenu en arrière de l'enfant au-dessus du pubis; il est aplati et a subi la rétraction qui survient immédiatement après l'accouchement.

Le cordon est enroulé deux fois autour du cou de l'enfant. Le cadavre de l'enfant est distendu fortement et donne, par toute sa surface, au moindre contact, une crépitation emphysémateuse. On le retire du ventre pour pouvoir en étudier plus à fond les parties profondes.

La tête était placée transversalement dans l'espace postérieur de Douglas; le feuillet péritonéal de celui-ci était recouvert par les cheveux que la putréfaction avait déjà fait tomber par son sommet; la tête faisait saillie dans l'ouverture de l'utérus; la fente par laquelle le fœtus était sorti dans la cavité du ventre se retrouve au côté postérieur de l'utérus, un peu à droite de la ligne médiane et atteint la partie cervicale de cet organe obliquement de haut en bas. Elle est longue d'environ 7 cent.; ses bords ne sont en aucune façon inégaux; ils sont même assez réguliers; ils sont un peu altérés pourtant par le sang coagulé qui les baigne et par le gonflement inflammatoire; le péritoine a subi les mêmes lésions que la substance qui constitue le parenchyme de la matrice. La voûte postérieure du vagin est déchirée presque transversalement depuis le col utérin; l'ouverture anormale était limitée par les insertions du vagin sur le col en bas, en haut et latéralement par le col de l'utérus lui-même; la fente atteint en haut le corps de cet organe; le fond du vagin présente au niveau de la fente une minceur extraordinaire et se compose presque uniquement de la muqueuse; le tissu sous-muqueux a presque complétement disparu. La suffusion sanguine de la muqueuse descend depuis le canal cervical jusqu'au vagin; ce dernier présente en arrière, ainsi que le bord vaginal de la voûte, une plaque de la grosseur d'une pièce de 5 francs, déjà superficiellement grangrenée. Au niveau de la paroi antérieure, jusqu'à l'insertion du grand dentelé, on voit partout des épanchements sanguins sous-péritonéaux; des lambeaux de membranes pendent de la fente, avec le placenta, en arrière. Le corps de l'utérus est épais de 6 centim. 1/2, haut de 12 centim. et large de 12 centim. Il est bien contracté et offre une consistance normale; sa texture musculaire n'est changée en aucune façon, comme il résulte des recherches du Dr Rindfleisch.

Autopsie de l'enfant. — Complément à terme : tout le corps est recouvert de sang et est fortement distendu par l'emphysème.

Poids, 3,212 gr.

Taille, 54 centimètres. L'épiderme est blanc et se détache en plusieurs endroits. Les téguments du crâne sont séparés des os, comme par une vessie pleine d'air, et recouvrent un épanchement de sang. La circonférence du sommet, après la séparation des téguments, mesure 34 centimètres; les os sont lâches dans les sutures; dans l'ensemble des cavités, on trouve des gaz libres; pneumothorax dans les cavités pleurales.

Description du bassin de la mère. — Après avoir enlevé l'utérus et ses annexes du bassin, on constata que les articulations de celui-ci étaient encore mobiles. Son ensemble est grand, poids 700 grammes; il a l'aspect du bassin d'une femme de moyenne grosseur, les os ont une consistence ferme et ne peuvent nulle part être entamés par le couteau; dans certains points même, ils ont la dureté de l'ivoire.

Colonne vertébrale. — La position de la colonne vertébrale, par rapport au plan du détroit supérieur, est tout à fait anormale. Tandis que dans l'état normal, cette colonne forme un angle d'environ 120°, dans la station verticale, afin de pouvoir transmettre le poids du corps aux extrémités inférieures par l'intermédiaire du bassin, elle formait ici un angle d'environ 80°. La formation de cet angle anormal provient de l'affaissement en avant et en dedans de la colonne lombaire sur le sacrum.

Nous ne trouvons que trois corps de vertèbres lombaires bien développés, tandis que nous comptons six apopyses épineuses, et autant d'arcs. Sur les trois derniers arcs, les corps des trois vertèbres supérieures sont venus se placer, en sorte qu'ils reposent pour ainsi dire sur le corps de la première sacrée; les derniers arcs vertébraux, dont les corps manquent, sont insinués en forme de coin en arrière, entre les arcs des vertèbres lombaires supérieures. Par suite de la disposition des corps vertébraux et de l'action persistante du poids du corps, ils forment le point d'appui, l'axe autour duquel la colonne vertébrale s'incline peu à peu en avant.

Les trois corps vertébraux lombaires sont fortement concaves à leur surface antérieure et latérale; ils affectent la forme de sabliers et n'ont pas tous la même hauteur et la même largeur; le supérieur est le plus mince; les deux suivants deviennent progressivement plus larges à mesure qu'on descend; chez le troisième, la largeur surpasse la hauteur. Sur le dernier qui est un peu plus bas à gauche qu'à droite, la gouttière transversale est prononcée, peut-être à cause des dépôts périostiques qui existent au niveau de sa base sous forme de nodosités. Du bord inférieur du corps de cette troisième vertèbre de laquelle il fut difficile d'arracher le périoste, une épaisse membrane fibreuse se dirige sur le corps de la première vertèbre sacrée et s'étend tout autour des racines des arcs vertébraux intercalés ; dans cette membrane, quelques pièces osseuses sont interposées; elles nous semblent résulter plutôt d'une nouvelle formation osseuse, sécrétée par le périoste, qu'être le résultat de la destruction du corps d'une vertèbre, car elles ne s'étendent pas en profondeur. A l'état frais, on pouvait déprimer la membrane avec les lamelles osseuses interposées, elle revenait sur elle-même, quand on retirait le doigt, ainsi que le font les os minces des nouveau-nés.

Sacrum. — Petit, atrophié, moins concave de haut en bas que dans l'état normal, mais plus concave transversalement au niveau de la base. Saillie des bords antérieurs des surfaces auriculaires du sacrum.

Longueur de l'arc transversal du sacrum au niveau des premiers trous sacrés........................	10 c. 1 mm.
Longueur de la corde........................	8 —
— de la flèche........................	2 —

L'angle que forment, au niveau de la partie moyenne du corps de la troisième vertèbre sacrée, les parties supérieure et inférieure du sacrum, est égal à 147°.

Plus courte distance du sommet de cet angle à la corde de l'arc correspondant = 1 c. 1 mm.

La partie supérieure et postérieure du sacrum est portée en arrière et en bas.

Il y a cinq trous sacrés au niveau de la face antérieure du sacrum; ceux-ci sont plus petits que dans l'état normal, et disposés irrégulièrement.

La zone moyenne est elle-même irrégulière; sa forme est trapézoïde; sa largeur va en diminuant d'une manière sensible, de la deuxième à la cinquième paire de trous sacrés. — La hauteur de la face antérieure du sacrum, mesurée selon la courbure, est de 81 millimètres. La soudure des corps vertébraux est complète. Les parties latérales du sacrum sont plus minces qu'habituellement, et diminuent de largeur à mesure qu'on descend.

La face postérieure du sacrum présente des particularités remarquables : à l'union de cet os et de la colonne lombaire on trouve en effet une convexité postérieure au lieu de la concavité normale. Au-dessous de cette gibbosité postérieure se trouve une concavité transversale, de laquelle part un hiatus lombo-sacré qui se rend au canal vertébral; enfin, au-dessous de cet hiatus, la face postérieure devient légèrement convexe, et s'incline en bas et en avant plus que dans l'état normal. Aussi, la ligne qui joint les épines iliaques postéro-supérieures passe-t-elle à quelques millimètres au-dessus de l'apophyse épineuse. Les apophyses épineuses sacrées paraissent comme pressées de haut en bas, de sorte que la supérieure recouvre l'inférieure exactement. Les parties latérales de la face postérieure du sacrum sont très-irrégulières et présentent en dedans et en dehors des trous sacrés postérieurs les crêtes saillantes ordinaires.

Les os iliaques sont minces, moins étendus dans le sens antéro-postérieur, et paraissent un peu plus haut que dans l'état normal. Les fosses iliaques ont presque disparu, et les surfaces qui les remplacent sont à peu près planes. Les chiffres suivants sont la preuve de cette assertion :

La distance de l'épine iliaque antéro-supérieure à l'épine iliaque postéro-supérieure est diminuée de 3 lignes, c'est-à-dire de 7 millimètres environ.

La distance des deux épines iliaques inférieures a diminué de 9 millimètres.

La distance du point le plus élevé de la grande échancrure sciatique au sommet de la crête iliaque est aussi plus petite de 9 à 11 millimètres que dans un os iliaque normal.

La distance du point le plus profond de la fosse iliaque, à une ligne qui joindrait l'épine iliaque antéro-supérieure à l'insertion du ligament ilio-lombaire sur la crête iliaque, cette distance est égale : à droite, à 1 centimètre 8 millimètres.
à gauche, à 2 centimètres.

La longueur de la ligne courbe innominée, depuis la symphyse sacro-iliaque jusqu'à l'éminence ilio-pectinée, est de 7 centimètres, mesurée en suivant la courbure; la corde est égale à 6 centimètres 2 millimètres.

Les parties ischiatiques de l'os coxal sont inclinées en dedans plus que dans l'état normal. L'angle qu'elles forment avec le plan du détroit supérieur est de 64° à droite, et de 65° 1/2 à gauche. L'angle qui existe entre elles et les os iliaques de 153° à droite, et de 157° 1/2 à gauche.

Os du pubis — La symphyse des pubis est plus haute et moins large que dans l'état normal ; elle est un peu projetée en avant; si on joint le milieu de la face postérieure aux centres des surfaces quadrilatères, on obtient deux lignes qui forment un angle de 80°.

L'angle ilio-pubien qui a son sommet au-dessous de l'épine iliaque antéro-inférieure est égal à 118° à gauche et à 123° à droite.

La distance des centres cotyloïdiens est égale à 7 c. 8 m.; la perpendiculaire abaissée du milieu de la face postérieure de la symphyse sur cette ligne est de 5 c. 1 millim.

Ischion. — Les ischions sont plus obliques que dans l'état normal ; leurs bords extérieurs sont plus internes ; leur distance est seulement de 4 c. 2 mm.; si, profitant de la mobilité de la symphyse, on les rapproche le plus possible , leur écartement maximum est de 6 c. 3 millim.

La distance des épines sciatiques est de 6 c. 7 m.

L'angle sous-pubien est plus aigu que dans l'état normal; les branches du pubis sont éloignées de 3 c. 4 millim. au niveau de l'union pubio-ischiatique; la distance maxima de ses branches est de 4 c. 6 millim.

Observation XI (du Dr Jenny, de Lucerne) (1), (avec autopsie).

Anomalie du bassin. — Opération césarienne.

Catherine Hochstrasser, de Hæmikon, âgée de 40 ans, d'une taille de 4 pieds à peine, présentant une courbure cyphotique de la colonne vertébrale, devint enceinte en dehors du mariage, et traversa sa grossesse sans accidents particuliers. Elle ne consulta aucun médecin ; sans nul doute la mensuration du bassin eût conduit à faire l'accouchement artificiel prématuré.

Le vendredi, 20 novembre, les premières douleurs se manifestèrent quarante semaines après la conception, d'après le dire

(1) Würzburger Medizinische Zeitschrift. Bamberger und Scanzoni, 1865.

de la femme. La sage-femme qui fut appelée nous fit prévenir. L'orifice utérin avait la dimension d'un thaler; le doigt atteignait la tête de l'enfant; cette tête était si élevée qu'il ne pouvait être encore question d'une opération obstétricale. Le toucher était très-difficile quand la parturiente était sur le dos, le sacrum et l'axe du sacrum étant dirigés en bas et en arrière d'une façon extraordinaire. La parturiente sentait les mouvements de l'enfant, et nous pûmes percevoir les battements du cœur fœtal.

De violentes douleurs avaient eu lieu, mais elles avaient disparu à notre arrivée.

L'exploration manuelle du bassin nous fit croire à un bassin rétréci.

Le diamètre antéro-postérieur du détroit supérieur n'avait que 3 pouces au lieu de 4 1/2. En supposant la tête très-petite ou l'enfant mort, on pouvait encore espérer l'accouchement naturel.

Vingt-quatre heures après, à la suite de nombreuses douleurs, la malade devint cyanosée; ses poumons, en effet, déjà compromis dans un thorax déformé, étaient tout à fait arrêtés dans leur fonction par la grossesse; le pouls était au-dessus de 100, et devenait plus petit d'heure en heure. Je fis prévenir MM. B. et M. Winkler, et ces médecins confirmèrent l'idée que j'avais émise sur l'obstacle que les voies osseuses présentaient au passage de l'enfant; la tête formait une sorte de surface plate au niveau du détroit supérieur; il était impossible de penser qu'elle pût jamais franchir la cavité du bassin, que nous mesurâmes de nouveau; le diamètre du détroit inférieur nous parut surtout rétréci, quoique le détroit supérieur fût assez étroit pour ne pas permettre plus tard l'engagement de la tête; les eaux s'étaient écoulées en ce moment, et nous nous décidâmes à l'opération césarienne. Deux indications surtout nous y poussèrent :

1° Les battements du cœur du fœtus bons;

2° L'état général de la mère devenait d'heure en heure plus inquiétant.

11 heures 1/2 du soir. La parturiente consent à l'opération. Après avoir préparé nos instruments, nous essayons de sonder la vessie avec le cathéter. Aucun de nous ne peut y parvenir; on ne peut, en aucune façon, trouver l'orifice uréthral. La ves-

sie cependant est si remplie qu'on peut la sentir et la voir proéminer au-dessus de la symphyse du pubis.

Comme il fallait agir de toute nécessité, au lieu de faire l'incision sur la ligne blanche, d'après le procédé de Deleurye, nous nous décidons à la commencer un peu au-dessous de l'ombilic et à la diriger en haut et à gauche (procédé de Levret modifié).

Le chloroforme fut donné à la patiente, qui ne ressentit pas la moindre douleur pendant toute la durée de l'opération.

Dès que les parois abdominales furent incisées, la vessie distendue se montra. Si l'on eût employé le procédé de Deleurye, certainement on l'eût atteinte. On l'écarta un peu.

Quand le bistouri trancha la paroi interne, une seconde difficulté survint : le placenta était inséré directement sur la surface de section, et des flots de sang se mirent à jaillir, sans relâche, de la blessure. Je saisis rapidement dans la cavité de l'utérus une petite fille bien à terme : je la ramenai au dehors. Les cris qu'elle se mit à pousser firent voir qu'elle avait été enlevée à temps du sein de sa mère, et qu'elle avait une force suffisante.

On lia le cordon ombilical ; le placenta fut extrait ; on fit les sutures à la plaie du ventre, et l'accouchée sortit de son sommeil narcotique. En tenant compte du sang qu'elle avait perdu, son état était bon. Nous mîmes des bandelettes de diachylon sur la blessure, et autour du ventre nous appliquâmes de l'eau froide pour empêcher l'écoulement du sang. Nous fîmes donner à la malade des potages tièdes et de la poudre de musc, et nous nous retirâmes en laissant la mère et l'enfant aux soins de la sage-femme (minuit). La malade était alors un peu faible, quoiqu'elle se dît très-forte : son pouls était très-petit.

L'accouchée ne survécut que quatre heures à l'opération : des syncopes et probablement l'anémie causèrent sa mort.

L'autopsie fit voir les particularités suivantes :

L'utérus était très-contracté et de la grosseur d'un utérus au terme de 4 mois. Dans le péritoine se trouvait un caillot de sang d'environ 2 onces ; l'urèthre était placé très-haut dans le vagin et s'ouvrait près de l'orifice utérin. C'était là un vice de conformation congénital qui nous expliqua suffisamment l'impossibilité du cathétérisme. L'urèthre avait une conformation normale et ne présentait aucun fistule.

Conformation du bassin : il était rétréci partout, paraissait semblable à celui d'une jeune fille de 12 à 13 ans, et présentait les particularités suivantes :

1o La dernière vertèbre lombaire était unie au sacrum; la colonne vertébrale faisait là un angle à courbure si prononcée, si subite que le plan du détroit supérieur était tout à fait vertical, quand la femme était debout; à l'état normal, ce plan coupe la verticale sous un angle de 30 à 35°. Si on place le bassin de façon que le sacrum soit vertical, la colonne vertébrale tend à s'approcher de l'horizontale. Si on place verticalement la colonne vertébrale, le sacrum devient presque horizontal. Ceci explique pourquoi la femme étant couchée sur le dos pouvait être difficilement touchée.

Autre particularité. Le bord supérieur du sacrum s'éloignait de plus d'un pouce du plan du détroit supérieur, en sorte que la ligne d'union de la première et de la deuxième sacrée formait le véritable promontoire. Dans les bassins normaux, le promontoire repose immédiatement sur le plan de l'entrée du bassin (détroit supérieur).

3e remarque. — La forme et la position du sacrum sont extraordinaires. Il ne présente pas de concavité dans l'intérieur du bassin; il est droit. Il s'avance en outre dans le bassin d'une façon si extraordinaire, que plus la partie fœtale tendait à s'engager dans l'excavation, plus le sacrum devait s'opposer à sa descente.

L'étroitesse générale du bassin est évidente si on considère les résultats suivants :

Dans un bassin normal, la distance des épines iliaques antérieures et supérieures est de 23 à 24 centimètres; ici elle est de 19 centimètres 7 millimètres environ.

Mesures du détroit supérieur.

(Diamètre droit.) Conjugata (avec restriction pour le promontoire)...........................	9c,9mm
Diamètre transversal...........................	12
— oblique droit...........................	10,8
— oblique gauche...........................	11

MESURES DE L'EXCAVATION.

Partie supérieure (Beckenweite).

	au lieu de		
Diamètre antéro-postér.,	4 p. 1/2 à 4 p. 3/4	= 2 p. 9 l.	ou 8 c. 7
Diamètre transverse,	4 p. 1/2	= 3 p. 7 l.	= 11 c. 1
— oblique,	5 p.	3 p. 6	10 c. 8

Partie inférieure (Beckenenge).

	au lieu de		
Diamètre antéro-postérieur,	4,2 p.	3 p.	9 c.
— transverse,	4 p.	3 p.	9 c.
— oblique,	4 p.	3 p.	29 c. 6

Détroit inférieur.

Diamètre antéro-postérieur,
au lieu de. 3 p. 5 l. à 4 p. 2 p. 3 l. à 3 p. 6 l. = 6 c. 9 à 9 c. 8
Diamètre transverse au lieu de. 4 p. 3 p. = 8 c.
— oblique, — 4 p. 2 p. 3 l. = 6 c. 9 (1).

Ces données montrent que l'issue du bassin est relativement beaucoup plus petite et s'éloigne davantage des dimensions normales que l'entrée du bassin. Quant à l'intervention obstétricale, en présence d'un bassin ayant à peine 2 1/2 à 3 pouces de diamètre, et contenant un enfant à terme et vivant, il n'y avait que 2 opérations possibles, la céphalotripsie avec perforation et l'opération césarienne.

J'ai choisi l'opération césarienne à cause des deux diamètres obliques. Si on décrit une circonférence sur un diamètre de 2, 3 pouces, on voit qu'une courbe semblable peut à peine laisser sortir une pomme de reinette de taille moyenne, à plus forte raison un fœtus à terme. Scanzoni a établi qu'il n'existe aucun procédé capable d'amincir la tête d'un enfant à terme, et de la faire jouer dans un bassin dont le plus court

(1) Toutes ces mesures : pouces, lignes ont été converties par l'auteur lui-même en centimètres ; en prenant le pouce égal à à 27 millim. nous avons obtenu des nombres très-différents de ceux-ci, et toujours plus petits; nous laissons aussi au Dr Jenny la responsabilité de l'opération césarienne, que le vice de conformation du bassin en lui-même ne nous paraît pas avoir rendue d'une urgence absolue, comme il le prétend.

diamètre est de 2,5 sans faire courir à la mère les plus grands dangers. Cette mesure est aussi la limite extrême qui permet de faire la perforation avec succès. Cette règle souffre une exception dans le cas où l'enfant n'est pas à terme et où la tête est moins volumineuse. Il fallait donc faire ici l'opération césarienne.

Cette observation obstétricale a un double intérêt : 1° il y a là une anomalie fort rare ; 2° le bassin n'est pas un bassin rachitique ordinaire, c'est un bassin arrêté dans sa croissance; il ressemble au bassin d'une naine et a en plus une conformation anormale du sacrum, qui est liée à une cyphose de la colonne dorsale qui a dû se développer de bonne heure ; il semblerait qu'une force, dirigée de haut en bas, a agi sur le sacrum avant son ossification. Ce bassin s'approche d'autant plus de celui des cyphotiques, que dans ce dernier le diamètre antéro-postérieur du détroit supérieur est plus grand que dans l'état normal, et qu'ici, si on avait voulu juger d'après les mesures de l'issue du bassin, on aurait dû s'attendre à un conjugata plus petit qu'il ne l'est réellement.

Si, en prenant les mesures, on avait pris la distance du bord supérieur de la symphyse du pubis au faux promontoire pour le conjugata, on eût eu un pseudo conjugata de 3 pouces 9 lignes, c'est-à-dire 10 centimètres 1 millimètre.

La petite fille est aujourd'hui âgée de 14 mois, bien portante et assez forte.

TABLE DES MATIÈRES.

INTRODUCTION.................................... 5

Coup d'œil général sur les rétrécissements du détroit inférieur. — Leur importance...................... 6

Cas dans lesquels ils sont observés................ 8

Limites du sujet.................................... 13

Division.. 13

Plan.. 13

Historique... 15

PARTIE ANATOMIQUE................................. 23

Lésions anatomiques.............................. 23

Cyphose dorso-lombaire........................... 23

Cyphose lombo-sacrée.............................. 34

Cyphose compliquée................................ 46

Pathogénie.. 52

Cyphose dorso-lombaire........................... 56

Cyphose lombo-sacrée.............................. 58

Nature du vice de conformation. — Discussion. — Dénomination.. 70

PARTIE CLINIQUE.................................... 90

Signes.. 90

Diagnostic... 100

Marche de la grossesse et de l'accouchement.......... 111

Pronostic.. 116

Indications thérapeutiques......................... 119

A. PARENT, imprimeur de la Faculté de Médecine, rue Mr-le-Prince, 31.

www.ingramcontent.com/pod-product-compliance
Ingram Content Group UK Ltd.
Pitfield, Milton Keynes, MK11 3LW, UK
UKHW021150260726
13994UKWH00001B/376

9 782329 160399